VELKOMMEN TIL CPO

Bogen er forfattet af nuværende og tidligere tilknyttede forskere i CPO

Redigeret af Jacob Rosenberg

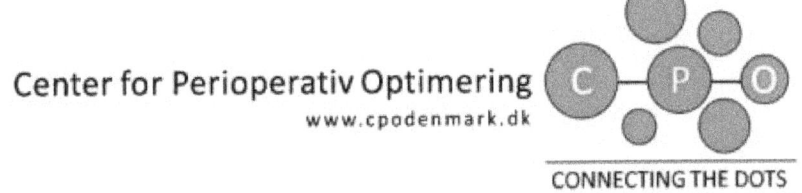

1. udgave

Copyright © 2015 Jacob Rosenberg

All rights reserved.

ISBN: 1515130940
ISBN-13: 978-1515130949

FORORD

CPO er fysisk placeret på Herlev Hospital, Runddyssen 5-7, bedre kendt som de små røde huse. Over de sidste par år har CPO dog udvidet og har et tæt samarbejde med Ismail Gögenur i Køge og Michael Achiam på Rigshospitalet, som begge har deres forskningsuddannelse fra CPO.

CPO har som forskningsenhed meget fokus på et godt forskningsmiljø, hvor der er et tæt samarbejde blandt forskerne og en høj arbejdsgejst. CPO er innovativt, og der er altid nogle parat til at vende en god idé. Der skal også være tid til sjov og spas, bl.a. mødes vi til frokost hver dag, og hver fredag er der fælles morgenmad. Derudover er vi 3 gange årligt på retreat, hvor diktering af artikler er i højsæde.

Denne bog er tænkt som et opslagsværk hvor du kan finde svar på de mest hyppige spørgsmål og problemstillinger, som man støder på indenfor de første par måneder som ny forsker. Derudover bliver flere forskningsteknikker samt forskningsområder præsenteret. Du skal dog ikke være bleg for at spørge gruppen om hjælp, da der helt sikkert er mange, der har siddet med netop dit problem før ☺.

Dette er første udgave af vores introduktionsbog, og den kan med garanti gøres bedre. Kom derfor meget gerne med input, så vi løbende kan redigere den til de næste nyansatte forskere. Nogle af kapitlerne er afskrift af foredrag fra vores 3 årlige retreats, og andre af kapitlerne er skrevet direkte til denne introduktionsbog.

God læselyst

INDHOLDSFORTEGNELSE

FONDSANSØGNING 7
DEN GODE ANSÆTTELSE 12
NYTTIGE WEBSITES FOR FORSKERE 32
LITTERATURSØGNING 56
MEDICINSK RETSKRIVNING 69
KORREKTION OG KORRESPONDANCE MED TIDSSKRIFTER 87
KVALITATIV FORSKNING 99
DYREFORSØG 123
SYSTEMATISK REVIEW OG METAANALYSE 137
METAANALYSE 162
HVORDAN LAVER MAN EN AFHANDLING 177

FONDSANSØGNING

En fondsansøgning skal indeholde:

- Et følgebrev
- En lægmandsbeskrivelse
- En projektbeskrivelse
- Et budget (inkl. tilbud fra relevante virksomheder)
- CV
- En anbefaling fra vejleder
- En støtteerklæring

En af de vigtigste ting ved en ansøgning til et projekt er, at fonden får et gennemarbejdet, gennemtænkt, troværdigt og gennemførerligt projekt fremlagt. Nyhedsværdien og vigtigheden af projektet i et større perspektiv skal fremhæves.

Følgebrev

- Forside
    - Kontaktoplysninger
    - Stilling
    - Ansøgt beløb
    - Legater tidligere søgt hos fonden (hvis det ikke fremgår et andet sted i ansøgningen)
    - Projektperiode
    - Nøgleord (husk at gøre det fondsspecifikt, så de får øje på netop din ansøgning)
- Hvorfor søges denne fond?
- Projektets betydning
    - For afdelingen
    - For forskningen
    - For patienter

- Praktiske muligheder for gennemførelse af projektet (skal gøre opmærksom på at projektet kan nås i den tidsangivne periode. Det nytter ikke at skrive at man skal inkludere 2x130 meget specifikke patienter på et år til et RCT som ene mand, for det vil aldrig kunne nås)
- Fuld-/delfinanciering, fordele for fonden hvis de støtter (reklame?)
- Kontooplysninger

Danske Bank
Reg.nr.: 3100 - konto nr.: 3100 130 831
Holmens Kanal 2-12
1092 København K
Attention: JR-Forskning F-00251-01

Lægmandsbeskrivelse

I dette afsnit skal man sælge sit projekt. Man skal gøre det klart hvorfor projektet er vigtigt og hvad formålet med projektet er. Derudover skal hypotesen fremgå og hvad man har af forventninger til resultaterne (perspektiver).

Det er vigtigt at huske at det er det afsnit de læser først, og det skal give lyst til at læse videre.

Længde: max 1 side

VELKOMMEN TIL CPO

Projektbeskrivelse

Følg angivelse i opslaget mht. antal ord/sider, hvis ikke det fremgår, er en ca. sidelængde angivet i det følgende.

Projektbeskrivelsen skal have en akademisk opbygning med referencer. Brug gerne et forståeligt dansk, evt. med medicinske termer i parentes. Et kompliceret sprog med for mange fagtermer nytter ikke, da fonden højst sandsynligt ikke vil tro på at det er en selv der har skrevet ansøgningen.

Introduktion (max ¼ side)

- Formål
- Mål

Baggrund (½-1 side)

- Hvad er der af tidligere forskningsresultater på området
- Klinisk praksis i dag
- Dine/forfattergruppens kvalifikationer til at udføre projektet

Metode (ca. 1 side)

- Studie design
- Antal patienter (og styrkeberegning)
- Forsøgets forløb
- Etiske overvejelser og godkendelser (VEK og datatilsynet)

Formidling

- Planlagte publikationer, konferencer, aviser...
- Hvad kommer resultaterne til at have af betydning for den kliniske praksis

Budget

Budgettet skal være så realistisk som muligt, dvs. konkrete budget poster, kommer nålene til at koste 1,76 kr. stykket og der skal bruges 71 skriver man "Nåle: 1,76 kr. x 71 = 124,96"

Husk at medtage alle udgifter og redegør for medfinansiering (fonde vil hellere give penge hvis de ser der allerede er andre der har støttet det i forvejen).

Curriculum vitae

- Kontaktoplysninger
- Uddannelser
- Nuværende og tidl. ansættelser
- Legater og priser
- Publikationer og evt. konferencer

Husk: hellere kort end irrelevante oplysninger

Anbefaling fra vejleder

Skrives af vejleder (kan dog godt skrives af en selv og rettes til af vejleder). Husk at der skal være underskrift og dato fra vejleder.

Skal indeholde:

- Hvem er ansøgeren?
- Hvad handler projektet om?
- Hvorfor er projektet vigtigt at støtte?
- Hvorfor er ansøger den rette til at modtage støtte?
- At der er stillet faciliteter til rådighed for ansøger.

Støtteerklæring

En støtteerklæring er en erklæring fra afdelingsledelsen der skal give udtryk for at de har kendskab til projektet og at der er fuld opbakning fra afdelingen.

Skal indeholde:

- Hvem brevet er til
- Navn(e) på forsker(e) bag projektet
- Et par linjer om projektet som udtryk for at de ved hvad det drejer sig om
- Understreg at de fornødne ressourcer er tilstede
- Daterede underskrifter

Andet

Husk at gå i gang med at skrive fondsansøgninger i god tid. Det kan hurtigt tage lang tid. Når ansøgningen er skrevet skal den sendes til vejleder, der så retter den igennem.

Der er meget hjælp at hente på FIE's hjemmeside under værktøjskassen - http://regi-intranet.regionh.dk/FIE/Menu/Vaerktoejskasse/

Hvis man får bevilliget et legat er det MEGET VIGTIGT at Bendte får en kopi af ansøgningen samt bevillingen, da der skal sendes indtægtsbilag til regnskabsafdelingen med ansøgningen og bevillingen, da pengene ellers ikke kommer ind på JR forskning.

Fonde

Kan bl.a. findes på www.finansieringsdatabasen.dk

DEN GODE ANSÆTTELSE

Når vi ser tilbage på de forskere vi har vejledt gennem tiderne, så er der nogle klassiske problemer. Disse problemer er gengangere, som vi kan se opstår på bestemte tidspunkter i forskningsproces. Dette er et forsøg på at identificere de vanskelige dele af forskningsprocessen, og hvad man kan gøre for at afhjælpe dem, så man kan få det bedste ud af et forskningsforløb.

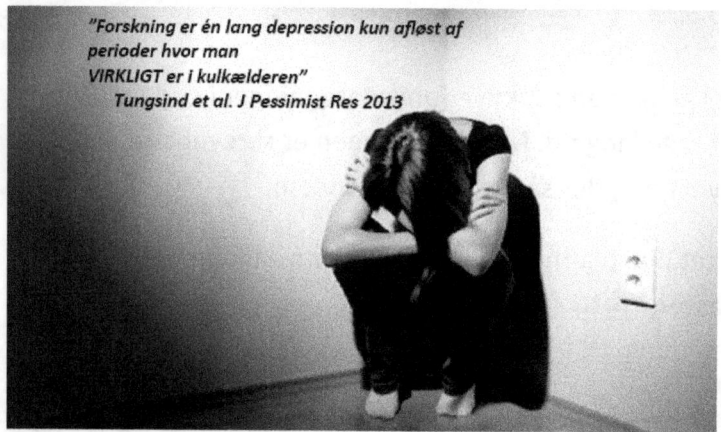

Myten er, at forskning af en lang depression, kun afløst af perioder, hvor man virkelig er i kulkælderen. Mange gamle og nye forskere mener, at dette er essensen af en forskningsansættelse. Jeg har heldigvis været vidne til, at der er flere og flere af de forskere som vi har vejledt, som kommer ud og er rigtig glade for deres ansættelsesforløb.

> - forventninger til ansættelsesforløbet
> - forskningsprocessen – kritiske faser
> - effektivisering af tid
>   - forhold til vejleder / samarbejdspartnere
>   - at være en del af en gruppe
> - 1-års / 3-års / 5-års plan

Først er det vigtigt at klarlægge hvilke forventninger man har til sit ansættelsesforløb.
Det næste vi diskutere er de dyk der vil komme undervejs. Disse dyk er naturlige og de kan til en vis grad forebygges.
Derefter diskutere vi, hvordan vi kan effektivisere tiden i forhold til de opgaver, der er på daglig basis. Dette inkludere hvordan man skal inkludere sin vejleder og samarbejdspartnere til at være en del af en gruppe.
Til sidst diskutere vi værdien af en personlig 1-års plan, 3-års plan og 5-års plan, og hvad det har af fordele når man gør det på den måde. Det har nemlig nogle helt afgørende fordele i mine øjne.

> **forventninger til ansættelsesforløbet**
>
> - hvad betyder det at være forsker?
> - hvor mange timer skal jeg lægge i det?
> - hvad forventes af mig?
> - hvad forventer jeg af min vejleder?

Hvad betyder det at være forsker? Hvor mange timer skal jeg lægge i det? Det er utrolig vigtigt, at man gør sig gode overvejelser før man starter i et forskningsforløb. Hvis man har forventninger om, at det her skal være en 37 timers ansættelse, hvor man møder kl. 08.00 hver morgen og går præcis kl. 15.15 hver eftermiddag, så skal man ikke ansættes som forsker. Det er provokerende, men det er realiteten i mine øjne. Der er selvfølgelig en hverdag udenfor forskningen der skal passes. Man må bare tage med i sine overvejelser, at en forskningsproces ikke er noget, der naturligt passer ind i et normalt arbejdsskema. Der vil være perioder, hvor man har noget tom tid og derfor kan gå lidt tidligt, og så er der andre perioder, hvor man lægger 80 timer om ugen.

Det afhænger selvfølgelig af de projekter man har med at gøre. Hvis man skal tage blodprøver hver time i 3 døgn træk, så giver det sig selv, hvor mange timer man lægger i det. Det er det der skal til for at der kommer god kvalitet ud af den forskning man laver. Andre perioder vil der så tilsvarende være mindre at lave.

Ligesom til ansættelsessamtale, skal man have den grundige snak med sig selv og drøfte med sin vejleder, hvad det er, der forventes af en. Her er det også vigtigt, at klarlægge hvis man har nogle begrænsninger i forhold til ansættelsen. Det er vigtigt at få det formuleret fra starten af. Hvis der er forventninger, der ikke bliver imødekommet fra begge sider, kan det skabe frustration.

> **kritiske faser i forskningsprocessen**
>
> - **protokolfase**
>   - første selvstændige opgave
>   - korrespondance
>   - vejleder(e)
>   - øvrige samarbejdspartnere
>   - myndigheder (Datatilsyn, VEK, LS etc)
> - **dataindsamling**
>   - langstrakt !
>   - det går aldrig som man tror! (Lasagna'a law)
>   - oftest alene

Protokolfasen

Protokolfasen er oftest den første selvstændige opgave. Der er en del korrespondance frem og tilbage med vejlederen, andre samarbejdspartnere i projektet og myndigheder. Det er meget bureaukratisk, og det er noget der tager tid. Det må ikke undervurderes at det er en hård periode. Man står og venter som en hest i startbåsen med det, man gerne vil i gang med. Det kan være svært at affinde sig med, når man gerne vil i gang med at lave det projekt man har i tankerne, men man får først lov til at starte om 2½ måned. Start med realistiske forventninger til den tid, det vil tage at være i en protokolfase.

Dataindsamlingen

Det er oftest en langstrakt proces i de fleste forskningsprojekter, og det går aldrig som man tror. Der er mange velmenende forskere, der har planlagt for kort tid til denne periode, og ender med en dårlig oplevelse og overskredne deadlines. Det er Lasagna´s lov at det aldrig går som planlagt.

Man skal derfor være forberedt på, at det er en proces. Den kan være frustrerende fordi man ikke selv kan styre den, specielt hvis det er man har med kliniske patienter at gøre.

Det er oftest en proces, hvor man er alene. Det er en selv der står med ansvaret for, at de data der skal bruges bliver indsamlet.

> **kritiske faser i forskningsprocessen**
>
> - **analyse fase**
>   - oftest vanskelig proces
>   - "p-mani"
>   - afhængighed af andre
>   - klimaks
> - **manuskript fasen**
>   - ny rolle i den kreative proces
>   - man er den limiterende faktor
>   - pres fra vejleder(e) / medforfattere

Analysefasen

Analysefasen giver udfordringer. Vi frygter alle sammen de ofte meget komplicerede statistiske beregninger. Vi er nervøse for, at det bliver en avanceret matematik på astronomiske højder. I skal ikke være bange for at det bliver for indviklet, I skal bare kunne forstå og lave de analyser, I har brug for. Noget der fylder meget i analysefasen er p-værdier. De er selvfølgelig afgørende, men den kan fylde så meget af ens verden i analysefasen, at den kan enten være årsagen til, at man går i mani og er superglad og giver en runde til alle, eller at man trækker sig over i et hjørne og bliver deprimeret, fordi den viser 0,06. Sådan skal det selvfølgelig ikke være. Der er det vigtigt, at man har en realistisk forestilling om, hvad en p-værdi betyder. Det er vigtigt at holde for øje, at negativ forskning også er god forskning.

Manuskriptfasen

lige pludselig går man fra at sidde og regne p-værdierne ud, præsentere data og lave figurerne, til at komme over i en mere kreativ fase. Dette kan være en belastende fase. Her er det jer, der er den begrænsende faktor.
Her vil I begynde at mærke, at vejlederne og medforfatterne begynder at blive lidt utålmodige. Der er frister der skal overholdes, og dette giver naturligvis lidt pres.

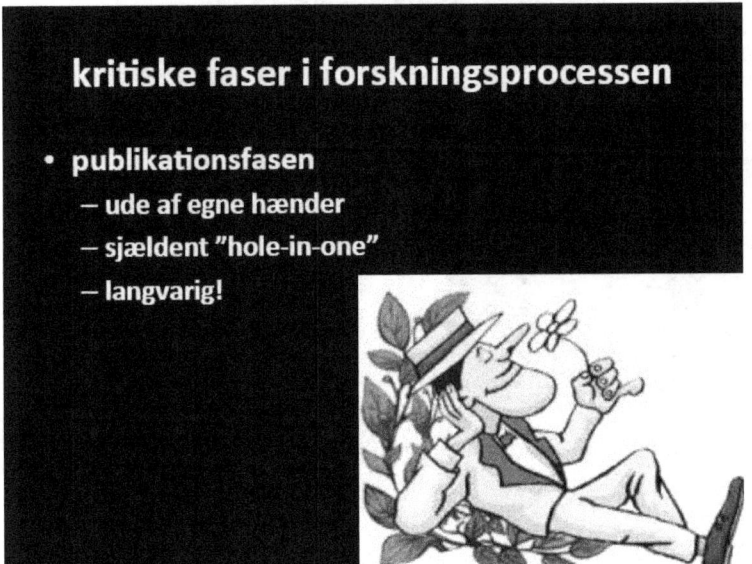

kritiske faser i forskningsprocessen

- **publikationsfasen**
    - ude af egne hænder
    - sjældent "hole-in-one"
    - langvarig!

Publikationsfasen

Nu er manuskriftet ude af egne hænder. Det er frustrerende i den sammenhæng, at vi ikke rammer det rigtige tidsskrift men en impact factor på 10 hver gang. Jeg har fornyeligt endeligt fået publiceret en artikel, hvor vi var på 9. tidsskrift. Man skal lade være med at lade sig frustrere, og man skal bare videre med det sammen. Det kan altså være en langvarig proces og publiceret sin artikel.

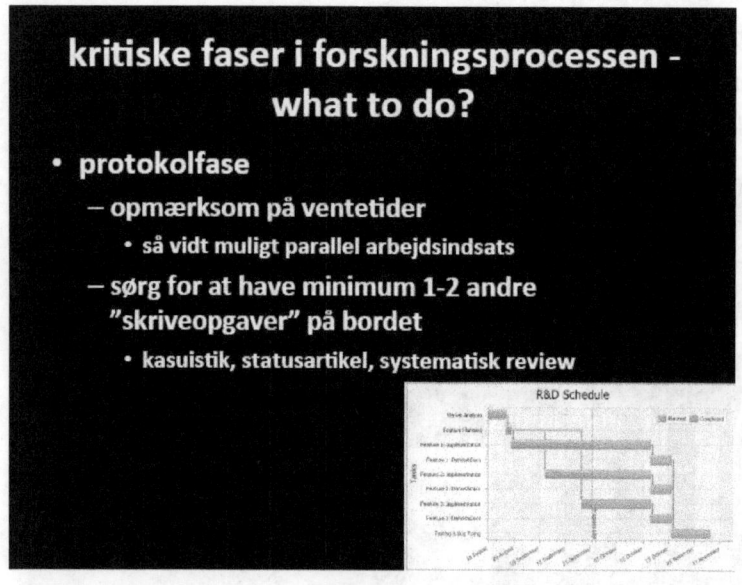

Her er nogle tricks for at komme igennem de forskellige faser.

Protokolfasen

Det er vigtigt at opmærksom på ventetiderne, og have en realistisk forventning til, hvor lang tid tager det at få de godkendelser man skal bruge. Undersøg svarfristerne. På den måde ved i præcis på hvilket tidspunkt I kan forvente, at I er færdige med Videnskabsetisk Komite, Lægemiddelstyrelsen eller

Datatilsynet. Man skal have 1-2 andre skriveopgaver på skrivebordet i denne periode. Det er for at forebygge denne her meget velkendte 3 måneders depression det kan være at vente på godkendelse. Sørg for, at I har noget på skrivebordet. En kasuistik, en statusartikel, et systematisk peer review er alle gode eksempler. Sørg for at være effektive, så der kommer fremskridt. Der skal være overlap. Sørg for hele tiden, at jeres opgaver er parallelle. På den måde kan i effektivisere tiden.

> **kritiske faser i forskningsprocessen - what to do?**
> - dataindsamling
>   - planlæg dette godt
>   - pilot-fase
>   - struktur-struktur-struktur
>   - forventet tid til dataindsamling skal ganges med 2
>   - undgå falske forventninger
>   - giv dig selv "fri" til andre opgaver i perioder såfremt der er langvarig dataindsamling
>   - så vidt muligt sørg for at indsende 1-2 artikler ind til publikation

Dataindsamlingen

Det vigtigste i denne fase er at erkende, hvad det er, der er begrænsninger. Sørg for planlægning og at have en god, solid struktur. Noget af det, der kan være med til at få sat dæmper på ens nervøsitet og angst, er at inkorporere en pilotfase i et projekt. Sørg for at kende det standardforløb, I kommer til at have for en enkelt, 2, 4 eller 10 patienter afhængig af, hvilket studie det er. Så får i et realistisk billede af, hvad det drejer sig om, og en god fornemmelse af, hvor lang tid denne dataindsamling kan komme til at vare. Man skal altså undgå falske forventninger. Lad være med at regne med, at der går den tid, I planlægger til det. Det kan sagtens tage 2 eller 3 gange så lang tid.

Personligt har jeg erfaret dette da jeg var ansat som klinisk assistent. Her fik jeg tilnavnet tissemanden. Jeg havde et projekt, hvor jeg på 48 patienter skulle indsamle tis i 6 døgn. 1 døgn før operationen og 5 døgn efter operationen. Så jeg gik i måneder rundt og samlede tis. Det var meget frustrerende. Jeg fik ikke læst en artikel, fordi jeg skulle indsamle det der skulle undersøges, og efterfølgende behandle det så det kunne analyseres. Nogle gange var der rigtig mange patienter og jeg fik ikke tid noget andet. Det var det selvfølgelig heller ikke fedt at få dette øgenavn på afdelingen, fordi jeg hele tiden gik rundt med urin.

I denne periode måtte jeg op til Jacob og få psykoterapi et par gange og forklare mine frustrationer. Noget af det, som jeg havde behov for at komme af med var, at jeg følte mig reduceret til ingen ting. Jeg er ansat som forsker, og så bruger jeg alt tid på at samle urin og slynge det.

Der er det vigtigt at få talt om. Min løsning blev at holde en uge fri fra urinindsamling, og sætte mig ned og tage en skriveopgave ud af skuffen. En ændring i arbejdsprocessen var hvad der skulle til. Jeg fik skrevet lidt, og fik en god pause. Efter dette kunne jeg forsætte med ny energi.

Dataindsamling er virkelig en hård fase og det skal man bare huske, at der er nogle tricks til at forebygge udfordringerne. Det der kan give energi er, at man kan afslutte de andre skriveopgaver, man har undervejs og får afsluttet andre sideprojekter.

> **kritiske faser i forskningsprocessen - what to do?**
> - **analysefase**
>   - "stick to the plan"
>   - tæt dialog til vejleder / statistisk bistand
>   - tålmodighed!
>   - sjældent tid til andre opgaver – intens fase

Analysefasen

Der er mange, der har det der med, at gå direkte til den uparrede t-test eller en regressionsanalyse og så trykke analyse og så står man i spænding og venter på sin p-værdi. Tag det roligt. Hold jer til planen. Sørg for, at der er struktur i dataanalysefasen. Sørg for at brug tid på at forstå data, det giver også bedre forskningskvalitet, det er der ingen tvivl om. Sørg for at sætte tid af til det, så analysefasen ikke bare er et spørgsmål om, at man venter på en p-værdi.

> **kritiske faser i forskningsprocessen - what to do?**
> - **manuskript fase**
>   - the CPO-way!
>   - slå "autopiloten" til her!
>   - mere overskud til andre opgaver

Manuskriptfasen

Det giver en stor tilfredsstillelse at gøre det "the CPO way", det vil sige at diktere sin artikel på en dag. Brug den tid der skal til på dispositionen og baggrundslitteratur. Det giver en stor tilfredshed og det kræver ikke så meget hjerneaktivitet. Den hjerneaktivitet har man allerede investeret i forberedelsesfasen.

Effektivisering af tiden

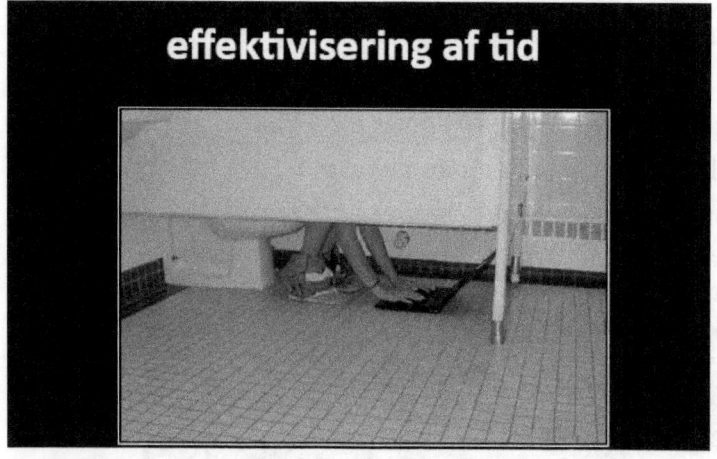

> **1. commitment**
> - **lad være at putte ting i kalenderen du ikke kan udføre!**
> - **En kalender giver ikke mening såfremt der ikke er tiden til det**
>   - giver i stedet frustration!
>   - parkér opgaverne på en "to do liste"
>   - meld ud!

Hvad skal vi gøre for at effektivisere tiden?
Lad være med at putte ting i kalenderen, man ikke kan udføre. Det nytter ikke noget, hvis man har lagt to ugers arbejde på 1½ dag. Sørg for, at I kun ligger ting i kalenderen, som I ved, at I har tid til.

Hvis I vil tage noget af stresset af, så tag de opgaver I kan se i ikke får tid til i en uge, og sæt dem på en to-do liste. Marker opgaven og læg den væk. Der er alle mulige apps man kan bruge til formålet. Lad være med at bruge mental energi på det. Væk med det og fortsæt så med de opgaver i har sat tid af til. Det er frustrerende at have opgaver som man ikke har tid til. Hvis der er nogle vigtige opgaver, som I ved, I skal have lavet, men I bare ikke har tid til, så synes jeg personligt, at det er utrolig vigtigt, at I melder det ud til vejlederen. På den måde bliver der forventningsafstemt. Hvis vejlederen forventer, at en artikel/opgave skal løses i en uge og I kan se, at I ikke har tid så meld det ud. Skriv en mail, der er der ingen skam i. Hvis i blot forklare at I ikke har tid i denne uge, men kan tage opgaven i næste uge. Dette gør at I ikke bliver stressede, og vejlederen ved, hvad der sker.

2. time versus task

- se på din dag med "tidsbriller"
- sæt tid af til den opgave der skal løses og fokusér 100 % på dette

Se på jeres dage med tidsbriller. Sæt tid af til den opgave, der skal løses og fokuser 100 % på den. Sørg for, at I ved, hvor meget tid I skal bruge på individuelle opgaver. Det giver fokus og mulighed for at koncentrere sig og løse opgaven effektivt og i allerhøjeste grad også tidseffektivt.

3. kompromisløs sjov!

- skab tid til det sjove, fornyende og tilfredsstillende
- organisér din tid omkring dette

	Vigtig	uvigtig
akut		
ikke-akutte	NB!	

Når man ser på opgaver, så kan man dele dem op i vigtige opgaver, uvigtige, akutte og ikke akutte. De vigtige ikke-akutte opgaver kan være lige præcis det som i syntes er sjovt. Sørg for at bygge jeres opgave rundt omkring det, som I ved giver energi, og som i syntes er sjovt. Det giver energi til at lave de opgaver, som måske ikke er så spændende og som er lidt tidsrøvende eller som kan skabe frustration.

4. en ting ad gangen

- multitasking er en myte
- ethvert skift koster energi
  - nedsat effektivitet
  - nedsat fordybelse !!!!!

Hver gang I skal løse en opgave, så bruger I mental energi på det. Hvis man hopper fra den ene opgave til den anden og tilbage igen, kan det sammenlignes med lige at scrolle nogle mails igennem. Kort sagt, lad være med det. Hvis man først åbner en mail, så læser den. Også selvom det er en lang mail. Efter den er læst, skal man svarer på den med det samme. Hvis man derimod skimmer mailen, og går videre til anden og en anden arbejdsopgave, får man det ikke gjort færdigt. Sørg for at tage en ting ad gangen, kun en ting, og så bliver I effektive.

5. organiser tiden i blokke

- opdel projekter/opgaver i små dele
- afse blokke af tid til disse dele
- tro mod blokkene!

Hvis vi ser tiden i blokke, så opdel projekterne i blokke. Se på tiden som blokkene tager, og vær så tro mod de blokke. Hvis I har lagt tre blokke af en tid på en dag, så er det vigtigt, at I holder tiden og I afsætter tiden til den planlagte arbejdsopgave. Hvis I ikke når de to andre ting, som I havde lagt tid af til, så bliver I også frustreret. Prøv at være realistisk med den tid I lægger af til de forskellige arbejdsopgaver. At se tiden i blokke er noget som jeg synes, er med til at tage stress af for mig.

6. rutine er godt

- gode vaner gør livet nemmere
- det tager ca 1 måned at opbygge en god vane

Gode vaner

Rutine er godt. Det gør livet nemmere med gode vaner. Det tager ca. en måned at opbygge en god vane. Det er meget individuelt, hvad man synes er en god vane. Hvis man synes, at det giver energi at løbe en tur om morgenen, så prøv at gør det til en vane og byg det ind i jeres arbejdsprogram. Hvis det giver mening lige at bruge tid på at læse det nyeste fra the big five, så sæt tid af til det. Læs indholdsfortegnelsen igennem på de tidsskrifter I er interesserede i, eller det som er specielt for jeres fagområde. Sæt tid af til det. Det er en god vane i forhold til jeres akademiske niveau. Det er noget, som, hvis I gør det, øger jeres viden og indsigt i det område I arbejder med, og samtidig giver det i en tilfredsstillelse og en glæde.

> **7. først kommer først**
> - sæt tid af til de vigtige ting først på dagen
> - nedsætter risikoen for at de ikke nås

Jeg vågner op mellem kl. 4-04.30. Jeg er ikke A-menneske, men det er en god vane jeg har indbygget. Jeg ved at mit hoved fungerer bedst i morgentimerne. Så jeg står op på det tidspunkt og arbejder. Der er ikke så meget forstyrrelse, og jeg føler ikke, at jeg tager tid ud fra min familie. Jeg tager de arbejdsopgaver, som jeg synes er svære og som kræver en meget høj grad af opmærksomhed i disse tidlige morgentimer. Så ved jeg nemlig, at det som kræver min fulde opmærksomhed og meget energi er løst. Når det er løst, så giver det mig høj energi resten af dagen. Det er ikke fordi, I skal være vækkelsesagtige i forhold til, at man skal være A-menneske, men der er flere i CPO seniorer gruppe, som også har det samme mønster. Find ud af, hvornår I præsterer bedst og sørg for at løse de vigtigste opgaver der.

> **8. fleksibilitet**
>
> - lad være med at fylde hele dagen ud med opgaver
> - skab plads i slutningen af ugen til "catch-up" tid
> - arranger kommende tidsblokke

Der vil komme nye arbejdsopgaver, der skal løses. Sørg for at organisere ugen på en måde, så I har tid de sidste par dage af ugen til at samle sammen på ting. Det er også smart, at man sidst på ugen begynder at se frem mod den kommende uge og arrangere sine arbejdsopgaver for den næste uge.

> **9. hjerne frem for rygmarv**
>
> - minus refleksreaktioner
> - gennemtænk => respondér

Hjerne frem for rygmarv.

Det er vigtigt at tænke over hvad man gør. Specielt når man sender sin artikel til et tidsskrift, og får kritik tilbage. Kritikken er rettet mod ens arbejde, som man har brugt rigtig meget tid på at lave, og det kan ramme en personligt. Man kan få lyst til at tage til genmæle og forsvare sin artikel, i stedet for at prøve at bruge kritikken konstruktivt.

Sørg for at pulsen falder ned fra de 180 til et acceptabelt niveau. Derefter kan opgaven findes frem igen, og så tager man det stille og roligt.

Det er en helt generel ting med sure mails. Dem skal man aldrig svare på med det samme. Mails hvor ens fundament bliver rystet og man lige skal samle sig sammen, man må aldrig svare/respondere med det samme, fordi det kommer fra rygmarven. Man skal bruge hjernen. Vær opmærksom på det, fordi det kan både være en tids- og energi-røver. Det bliver det heller ikke særlig god kvalitet, det man producerer på det tidspunkt.

10. organisér dit miljø

- omgivelser skal efter bedste evne tilrettes dig og dine arbejdsform
- fysiske reminders
- brug venner og kolleger til at styrke dit arbejdsmiljø
  – meld klart ud

Organiser dine omgivelser. Man skal helst arbejde i omgivelser, der fremmer ens arbejdsproces.

Hvis man sidder i et kontormiljø, så er det vigtigt, at man får det signaleret hvis man har brug for at der er stille omkring en, hvis det er det man har brug for. Omvendt kan det være man trives i småsnak og andres selvskab, og så er det vigtigt at opsøge dette. Sørg for at organisere miljøet, og sørg for at melde klart ud. Dette gælder også med hensyn til familien. Få meldt klart ud, hvis man har en vigtig dag, eller en vigtig uge. Det kan for det meste lade sig gøre at koordinere familie og arbejde.

Brug fysisk reminder. Hvis det er en løbetur, der giver energi, så sæt løbeskoene på bordet, så I ser, at I skal huske at løbe den dag. Et ur, hvis det er tidspresset. Sæt nogle reminders rundt omkring, som ligesom faciliterer jeres arbejdsproces.

langsigtede planer

- 1-3-5- års planer
- Arbejdsliv og familie/socialt
- => klarsyn med hensyn til nutiden
- => prioritering af arbejdsopgaver men i særdeleshed også familie og venner
- => sørg for at have en fortrolig!

Jeg vil anbefale at lave 1, 3 og 5 års planer. Disse planer skal inddrage alt i ens liv. Man skal forsøge at finde ud af, hvad målet er. Er det ph.d., en disputats, vil jeg være professor, vil jeg få denne her ansættelse på X-givende sygehus eller hvad er det? Hvor ser jeg mig selv om 5 år? Det er meget vigtigt at gøre sig de overvejelser.

Processen er heller ikke så simpel, den er langvarig. Der er rigtig mange ting, der skal med i den ligning. Hvis man planlægger at få to børn i løbet af de næste 5 år, så giver det formentlig ikke så meget mening, at man også gerne vil have to akademiske grader på den samme tid. Det er vigtigt, at man får det italesat og det er vigtigt, at man gør det selv klart og så også får det signaleret til sine nærmeste, sin familie. Det der er det vigtige, er selvfølgelig, at man får set sin nutid med nogle helt andre briller. Det får en anden vægt, man kan ligesom bedre sætte sig selv i relief i forhold til det arbejdsopgaver man har og i forhold til sin familie.

VELKOMMEN TIL CPO

Det giver et helikopterperspektiv, og giver større mening med de arbejdsopgaver, man er i gang med.

Det handler om at få det formuleret ud, så man også har noget sparring i den proces. Det behøver bestemt ikke at være ens arbejdskollega eller chef. Man må selv finde ud af, hvem man har lyst til at dele det med. Det er en meget personlig ting.

Mht. de professionelle, langsigtede planer synes jeg, at MUS-samtalen oplagt. Her kan man opdatere langtidsplanerne sammen med sin chef. Jeg vil stærkt opfordre til, at I er ærlige mht. til, hvad det er I forventer i forhold til jeres arbejdssituation. Det er her i kan få inputs. Hvor ser jeres chef/vejleder jeres kompetence? Er planerne realistiske? Det er en god konstruktiv samtale der kan sørge for, at man ikke spiler tid på at gå ind i en proces, som ikke er givtig.

NYTTIGE WEBSITES FOR FORSKERE

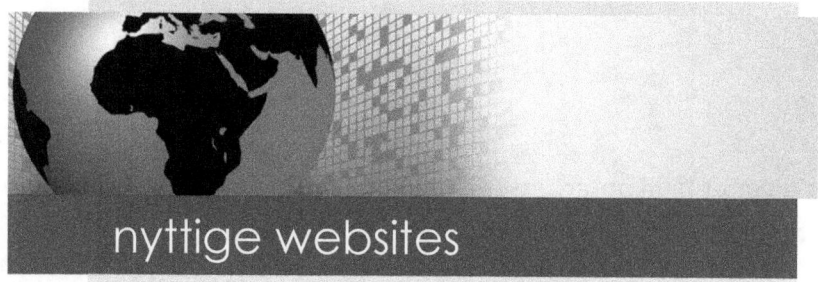

Hvorfor skal man bruge internettet til at hjælpe sig med sin forskning? Dels er det et hjælpemiddel, vi bruger hver dag til alt muligt andet, dels er der rigtig meget hjælp at hente til netop forskning. Det følgende kapitel kommer til at omhandle nogle af de nyttige websites, som er tilgængelige og brugbare i forbindelse med biomedicinsk forskning.

Når man som nyudklækket forsker starter på en forskningsenhed, er det ikke altid at vejleder har tid til at svare på alle ens spørgsmål. Spørgsmål som de fleste forskere selv har siddet med en gang og som typisk omhandler grundlæggende ting omkring forskningens univers: "Hvordan får jeg de rigtige tilladelser til mit forsøg?", "hvordan skriver jeg metodesektionen i min artikel?", "hvordan finder og læser jeg relevant litteratur?", etc. Som helt grøn forskerspire, kan det dog virke uoverskueligt at finde svar på disse spørgsmål selv, og mens uret for ens forskningsansættelse

VELKOMMEN TIL CPO

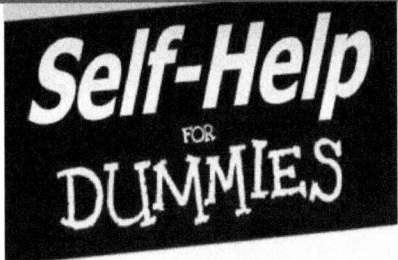

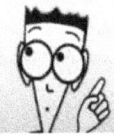

tikker derudaf, kan man til tider føle sig lidt magtesløs.

Der er rigtigt meget hjælp at hente på nettet. Dette kapitel kommer ikke til at handle om uddybende litteratursøgning, konkrete skrivefif eller hvordan du sætter et referencehåndteringsprogram op. Derimod kommer det til at handle om, hvor du selv kan finde alle disse informationer – altså en hjælp til selvhjælp. Listen i dette kapitel spænder over en bred mængde af emner, og er ikke udtømmende. Kapitlet kommer til at tage form som et opslagsværk, hvor der er knyttet nogle uddybende bemærkninger til hvert opslag, som uddyber hvad den enkelte side kan bruges til.

Overordnet vil kapitlet omhandle:

- Litteratursøgning

- Referencehåndtering
- Offentlige institutioner og tilladelser
- Statistik og metode
- Tips og tricks til at skrive den gode artikel

Litteratursøgning:

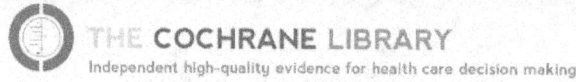
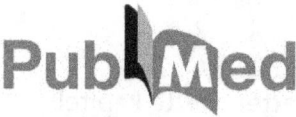
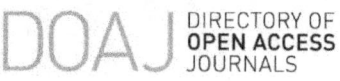
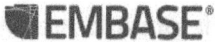
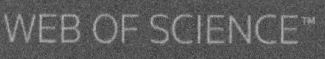
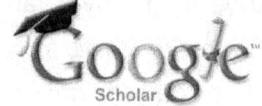

- *PubMed*
    o Offentlig søgemaskine (http://pubmed.gov) ejet af den amerikanske sundhedsstyrelse (NIH), som søger i MEDLINE, OLD MEDLINE, PubMed Central (PMC – et depot for Open Access-artikler), samt hele NIH's bogkatalog. Indeholder over 23 millioner citations, hvoraf MEDLINE udgør ca. 90 %. Bliver vidt betragtet som den primære kilde til biomedicinsk information.

VELKOMMEN TIL CPO

litteratursøgning

PubMed: http://www.pubmed.gov/

GoPubMed: http://www.gopubmed.com/

Embase: http://www.embase.com/

SCOPUS: http://www.scopus.com/

Directory of Open Access Journals: http://www.doaj.org/

Web of Science http://www.webofscience.com/

The Cochrane Library http://www.thecochranelibrary.com/

Google Scholar http://www.scholar.google.com/

- *Embase*
    o Privatejet database. Tilgængelig gennem OVID-søgemaskinen, som kan tilgås gennem det kongelige biblioteks databaseportal (http://rex.kb.dk/). Indeholder alle MEDLINE-indekserede tidsskrifter, samt ca. 3000 andre biomedicinske tidsskrifter, typisk inden for felterne farmakologi og bioteknologisk udstyr, samt relaterede emner. Alle tidsskrifternes artikler indekseres prospektivt – nogle tidsskrifter bliver også bagudindekseret. Gennemsøges typisk sammen med PubMed ifm. systematisk litteratursøgning.
- *Web of Science og Scopus*
    o Privatejede databaser (Thomson Reuters hhv. Elsevier). Er begge meget omfattende, og indeholder citationer fra hele det videnskabelige

spektrum. Indeholder også en masse information om, hvilke artikler der citerer hvilke. Dette kan man udnytte til at finde lignende artikler (Snowball-search).
- *Google Scholar*
    - Ikke en egentlig database. I stedet for at indeksere hele tidsskrifter og deres indhold, indekserer Google Scholar på artikelniveau inden for alle videnskabelige felter. Giver derfor mange irrelevante hits, og mindre velegnet til systematisk søgning. Dog er der sandsynlighed for at finde artikler her, som man ikke kan finde i de andre databaser. God hvis man ved, hvilken artikel man leder efter.
- *Directory of Open Access Journals (DOAJ)*

VELKOMMEN TIL CPO

alternativet

* baseret på MeSH og Gene Ontology's søgesystem

* søger PubMed's artikler

* forenkler søgning enormt ved kun at begrænse sig til MEDLINE

* sandsynligvis **ikke** dækkende ifm. systematiske reviews

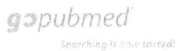

o Har base på universitet i Lund, Sverige. Forsøger at samle alle Open Access tidsskrifter i én database. Går på tværs af alle videnskabelige kategorier – ca. 25-30 % af tidsskrifterne er biomedicinske. Over halvdelen af tidsskrifterne i DOAJ har valgt at få deres artikler indekseret i databasen, som dermed har gjort dem søgbare via DOAJ. Dog er søgesystemet ikke helt så forfinet som i de ovennævnte databaser /søgemaskiner.
- *The Cochrane Library*
    o Indeholder både randomiserede kontrollerede forsøg (RCT) samt systematiske reviews, der lever op til Cochrane's standarder. Forsøger derved at skabe et samlet bibliotek for den højeste evidens indenfor samtlige biomedicinske forskningsfelter.

Ovennævnte er nogle af de mere traditionelt brugte databaser og søgemaskiner. En nyudviklet søgemaskine til MEDLINE's MeSH-termer hedder GoPubMed (http://www.gopubmed.com/). Denne søgemaskine søger kun i MEDLINE (dvs. ca. 90 % af PubMed). Til

alternativet

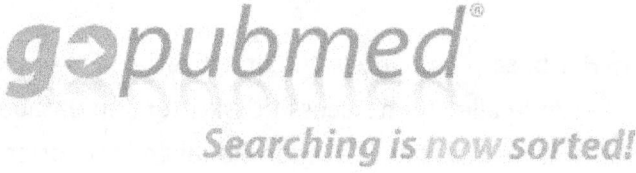

gengæld er søgefunktionerne mere brugervenlige, og hvert et MeSH-term kan bruges interaktivt til at opbygge søgningen.

Læsehjælp

Videnskabelige artikler er en niche af litteraturen, der kan være svær at tygge sig igennem, endsige forstå. Derfor har British Medical Journal skrevet (og gjort frit tilgængeligt) en bunke artikler om – ja, hvordan du læser og forstår videnskabelige artikler og begreber. Artiklerne tager fat i en bestemt artikeltype eller et videnskabeligt begreb hver, og giver lidt indblik i, hvad man skal være opmærksom på, når man læser den omhandlede artikeltype eller fortolker det omhandlede begreb. Listen er ikke udtømmende, men spænder bredt.

læsehjælp

BMJ, How to read a paper:
bmj.com/about-bmj/resources-readers/publications/how-read-paper

Referencehåndtering

Til at holde styr på de artikler, man uvægerligt kommer til at skulle citere ifm. sit videnskabelige virke, er et referencehåndteringsprogram en udmærket investering af ens tid. Referencehåndteringsprogrammer kan bruges til at skabe biblioteker med relevante referencer inden for et specifikt emne, til at læse og tage noter til enkelt artikler, samt skabe udførlige referencelister i et tidsskriftsspecifikt format. Det er utroligt belejligt, men de tager lidt tid at lære at betjene korrekt. "Kommercielle" programmer som EndNote, Reference Manager og Papers kan købes af deres udviklere, eller i nogle tilfælde downloades til tidsbegrænset brug gennem Københavns Universitet.

referencehåndtering

- gratis.
- indsæt referencer i tekstdokumenter
- organiserer, sorterer, synkroniserer
- på tværs af alle OS, sågar til iPad/iPhone
- læsemuligheder, overstregning m.m.
- mulighed for at finde full text

I denne sektion vil vi primært kigge på gratis referencehåndterings-programmer, da de er tilgængelige for alle. Vi vil kigge på Mendeley og Zotero samt webarkivet WebCite.

Mendeley og Zotero er begge gratis at hente fra nettet, og har

VELKOMMEN TIL CPO

mange af de samme features. Zotero detekterer selv om der er "citable content", altså indhold værd at citere på en hjemmeside, som f.eks. en PubMed-søgning, og man kan så med 1 klik hente reference direkte til programmet.
Artikellæsning/behandlingsdelen er dog bedre i Mendeley, og der er flere muligheder for at synkronisere på tværs af devices (telefon, computer, tablet).

WebCite er ikke et referencehåndteringsprogram, men i stedet en hjælp til at håndtere forgængelige referencer. WebCite kan nemlig gemme en chached (downloaded/offline) version af en hvilken som helst webside. Websider bliver som bekendt lavet om løbende, og viden kan derfor forsvinde fra en webadresse, som ellers er refereret korrekt. Hvis man gemmer en offline kopi af websiden, og bruger denne som reference i stedet, kan alle se, hvilken webside du har ment at referere, og at der på det tidspunkt du citerede siden, faktisk stod det du citerede.

referencehåndtering

Det foregår ret nemt i praksis, hvor man på http://webcitation.org/ kan arkivere en side, og endda angive bibliografiske informationer, hvorudfra WebCite skaber en bibliografisk reference, som kan kopieres ind i dit dokument. Det er også muligt at skabe et Java-bookmark til din browser, så du med 1 klik kan WebCite*re* en reference. Linket til den gemte reference bliver sendt til en email, du angiver.

referencehåndtering

- ❖ gratis.
- ❖ arkivér websites i uændret form
- ❖ forslag til citation
- ❖ bookmark til hurtig adgang

VELKOMMEN TIL CPO

referencehåndtering

Planlagte studier:

planlagte studier

PROSPERO: www.crd.york.ac.uk/prospero

WHO clinical trial registry: http://www.who.int/topics/clinical_trials/en/

Det kan i mange henseender være en god idé at være opdateret på hvilke studier der er i gang, eller er blevet planlagt til at gå i gang snarest. WHO's International Clinical Trials Registry Platform (ICTRP) og University of York's Centre for Reviews and Dissemination (PROSPERO) er to platforme, som registrerer og gør kommende studier søgbare. De beskæftiger sig med kliniske forsøg (typisk RCT) hhv. systematiske reviews.

På PROSPERO kan man registrere sit systematiske review, som er undervejs, samt udsøge allerede registrerede studier.

På ICTRP samles input fra 16 uafhængige (regionale, nationale eller internationale) forsøgsregistreringsplatforme – heriblandt clinicaltrials.gov, som er en af de største.

planlagte studier

UNIVERSITY *of York*
Centre for Reviews and Dissemination

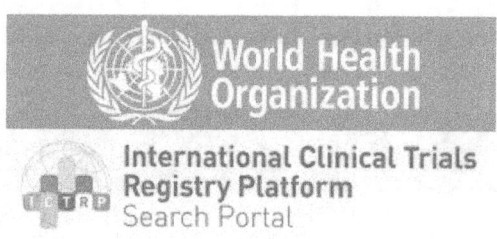

Offentlige institutioner og tilladelser:

VELKOMMEN TIL CPO

Der er en masse hjælp at hente på de offentlige danske myndigheders hjemmesider, som er udformet for at hjælpe forskere opstarte deres forsøg korrekt og med de rigtige tilladelser i hus. Konsultér derfor gerne de nødvendige instansers hjemmesider inden du begynder at udforme din forsøgsprotokol, så du kan rette den til efter gældende regler.

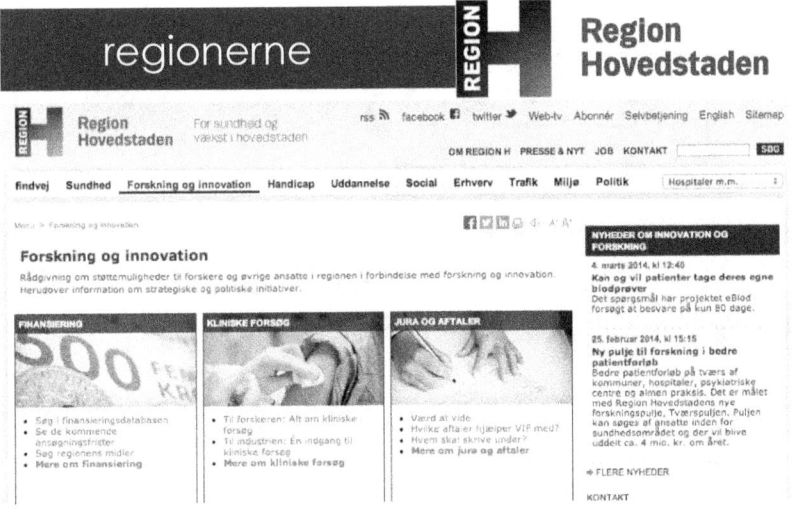

regionerne

Region H: http://www.regionh.dk/menu/Forskning/

Region Sjælland:
http://www.regionsjaelland.dk/Sundhed/forskning/Sider/default.aspx

Region Syd: http://www.regionsyddanmark.dk/wm232293

Region Midt: www.regionmidtjylland.dk/sundhed/faginfo/forskning

Region Nord:
http://www.rn.dk/Sundhed/Til-sundhedsfaglige-og-samarbejdspartnere/Forskning-og-analyser-i-sundhed

regionerne

Regionernes hjemmesider bibringer en masse praktisk information om blandt andet finansiering, hvilke tilladelser man skal søge til bestemte forsøg, det juridiske aspekt og meget mere. Selv de regioner, du ikke arbejder under, kan have nyttig viden på deres sider, måske specielt hvis dit forsøg skal udspilles sig i flere regioner.

VELKOMMEN TIL CPO

andre offentlige instanser

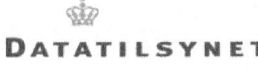
DATATILSYNET

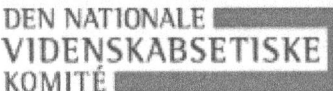
DEN NATIONALE
VIDENSKABSETISKE
KOMITÉ

GCP-enhederne ✓✓✓
I DANMARK - *god klinisk forskning*

Datatilsynets hjemmeside er meget omfattende, og der står
meget udtømmende information om hvordan dit forsøg skal

andre offentlige instanser

Datatilsynet: http://www.datatilsynet.dk/offentlig/forskning-i-regionerne/

GCP-enhederne i Danmark: http://www.gcp-enhed.dk/

Den Nationale Videnskabsetiske Komité: http://www.cvk.sum.dk/

té
at anmelde dit forsøg til datatilsynet tidligt i processen, da
godkendelsesprocessen til tider kan tage lidt tid (1-2 mdr.)

andre offentlige instanser

Regionernes anmeldelse af videnskabelige projekter og kliniske kvalitetsdatabaser

Ny procedure i regionerne

I forbindelse med amternes nedlæggelse og regionernes oprettelse er proceduren for anmeldelser til Datatilsynet ændret. Anmeldelser fra regionerne sker nu centralt fra regionen og ikke som tidligere direkte fra sygehusene eller de amtslige institutioner. I den anledning har hver region udpeget en **kontaktperson**, som varetager opgaven med at koordinere og foretage de nødvendige anmeldelser til Datatilsynet.

Paraplyanmeldelser

For at forenkle anmeldelsesproceduren yderligere har regionerne og Datatilsynet i fællesskab udarbejdet et antal **"paraplyanmeldelser"**, der hver især omfatter regionens behandlinger indenfor et nærmere beskrevet område.

Det sundhedsvidenskabelige område

På det sundhedsvidenskabelige område er der udarbejdet **2 anmeldelser**, der til sammen skal dække den sundhedsvidenskabelige forskning og kvalitetssikring, der foregår i regionens regi.

Anmeldelsen **"Sundhedsvidenskabelig forskning i regionen"** dækker den løbende forskning i sygdomsforebyggelse, sygdomsbehandling og sundhedsfremme samt klinisk, epidemiologisk forskning indenfor en række nærmere beskrevne områder. Anmeldelsen omfatter også større, længerevarende etablerede kliniske databaser og projekter. Omfattet af anmeldelsen er desuden biologisk materiale i biobanker, der er knyttet til konkrete forskningsprojekter.

Kontaktpersoner

Region Sjælland:
Lia Garbini Lund
tlf. 47 32 19 10

Region Syddanmark:
Anne Schultz
anne.schultz@regionsyddanmark.dk
tlf. 76 63 16 93

Region Midtjylland:
Annette Sand Christensen
annette.sand@stab.rm.dk
tlf. 78 41 01 61
Link til Region Midtjyllands hjemmeside

Region Nordjylland:
Karoline Kold Andersen
Juridisk Kontor
kka@rn.dk
tlf. 97 64 83 88

Region Hovedstaden:
Lilian Schelde Baunbæk
lilian.schelde.baunbaek@regionh.dk
tlf. 38648347

Link til kontaktoplysninger

VELKOMMEN TIL CPO

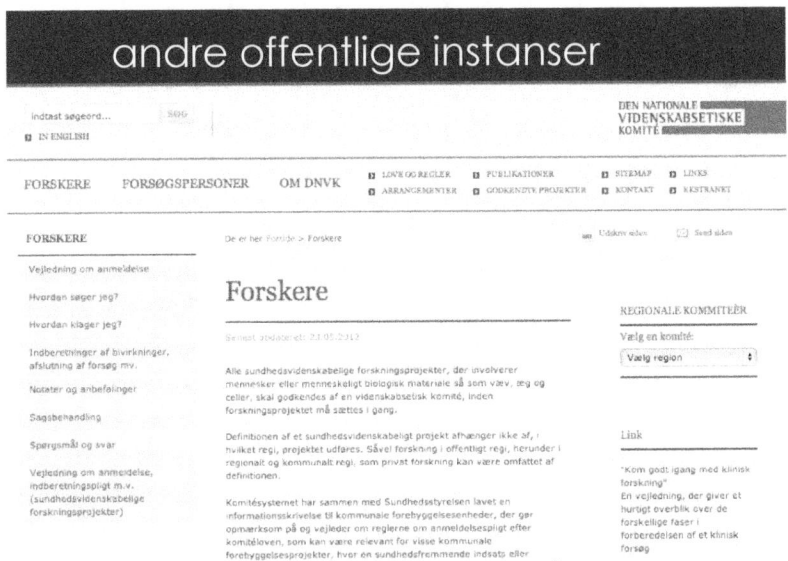

Den Nationale Videnskabsetiske Komité (DNVK) samler på deres hjemmeside information til både forskere samt forsøgsdeltagere. Der ligger blandt andet vejledninger til anmeldelse, printklar deltagerinformation, samtykkeerklæringer osv., samt en masse anbefalinger, der er nyttige at kende til, inden man starter et forsøg op, som skal anmeldes til DNVK. Er du i tvivl om dit forsøg skal anmeldes, kan du også finde svaret på hjemmesiden.

*Good Clinical Practice (GCP)-enhederne i Danmark*s hjemmeside er ment som et værktøj til lægemiddelforskeren. Her findes guidelines og flowcharts for hvordan et lægemiddelforsøg planlægges, eksekveres og afsluttes på mest korrekte vis. På hjemmesiden findes både skabeloner til skriftligt materiale, som er nødvendigt for at køre dit forsøg hensigtsmæssigt, samt oplysning om kursusdatoer og e-learning-muligheder.

metode og statistik

BMJ
+ Bland's

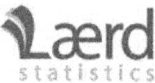

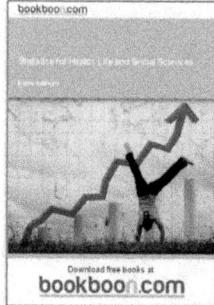

Online-kurser

coursera

edX

U
UDACITY

andre offentlige instanser

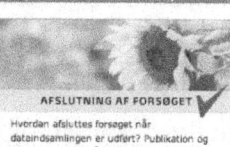

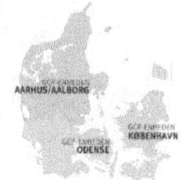

VELKOMMEN TIL CPO

Metode og statistik:

metode og statistik

BMJ methods and reporting: www.bmj.com/research/methods-and-reporting

Research randomizer: http://www.randomizer.org/

Bland's statistik samling: www-users.york.ac.uk/~mb55

Statistics for Health, Life and Social Sciences:
http://bookboon.com/en/statistics-for-health-life-and-social-sciences-ebook

edX: https://www.edx.org/

Coursera: https://www.coursera.org/

Udacity: https://www.udacity.com/

metode og statistik

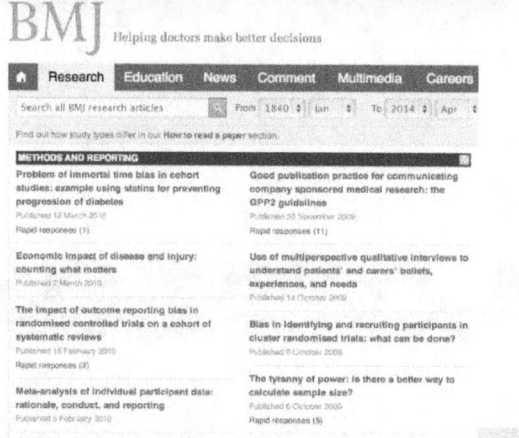

British Medical Journal (BMJ) har samlet en del artikler omhandlende metodiske overvejelser, i deres "Research Methods and Reporting" serie fra 2008. Den beskæftiger sig med, hvordan man bedriver god videnskab, og træder udenom de mest almindelige fejl.

VELKOMMEN TIL CPO

metode og statistik

Statistics Notes in the *British Medical Journal*

Milestone: the series reached number 50 on 8 April 2005!

This series is edited by Doug Altman, Cancer Research UK, and Martin Bland, University of York. All St
you visit them, you will have to use your browser's "Back" button to get back to this page.

The *BMJ* has now put all the earlier Statistics Notes on the web as PDF files. These are better than the HTML
below take you to the HTML web page, but that contains a link to the superior PDF version. These were cre
represent a great improvement nevertheless. Well done the *BMJ*, and thank you.

We have written a short history of Statistics Notes.

Some of the numbers of the Notes differ from those in the *BMJ*. This is because a temporary error at *BMJ* led

Statistics Notes published so far

1. Bland JM, Altman DG. (1994) Correlation, regression and repeated data, 308, 896.
2. Bland JM, Altman DG. (1994) Regression towards the mean, 308, 1499.
3. Altman DG, Bland JM. (1994) Diagnostic tests 1: sensitivity and specificity, 308, 1552.
4. Altman DG, Bland JM. (1994) Diagnostic tests 2: predictive values, 309, 102.
5. Altman DG, Bland JM. (1994) Diagnostic tests 3: receiver operating characteristic plots, 309, 188.
6. Bland JM, Altman DG. (1994) One- and two-sided tests of significance, 309, 248.
7. Bland JM, Altman DG. (1994) Some examples of regression towards the mean, 309, 780.
8. Altman DG, Bland JM. (1994) Quartiles, quintiles, centiles, and other quantiles, 309, 996.
9. Bland JM, Altman DG. (1994) Matching, 309, 1128.
10. Altman DG, Bland JM. (1995) The normal distribution, 310, 298.
11. Bland JM, Altman DG. (1995) Calculating correlation coefficients with repeated observations: Part
12. Bland JM, Altman DG. (1995) Calculating correlation coefficients with repeated observations: Part

- 60 BMJ papers
- statistiske forklaringer
- allokering, randomisering
- missing data
- med meget mere...
- gratis gennem KB-link mv.

Til at fordre forståelse af statistiske begreber og udregninger har Martin Bland, som er statistiker ved University of York samlet alle sine *statistics notes* publiceret i BMJ, på sin hjemmeside, hvor de er gratis tilgængelige. Her berøres rigtigt mange statistiske begreber kort og i let sprog, så ikke-statistikere også kan forstå det.

Laerd har en masse vejledninger til, hvordan man laver forskellige statistiske tests i IBM's statistikprogram, SPSS. Nogle af disse kan tilgås gratis, men de mere dybdegående forklaringer kræver betaling (ca. 150 kr. om året). Google dit SPSS problem og tilføj "Laerd" for at søge efter en løsning på deres side.

Der ligger ydermere en gratis SPSS-bog på bookboon.com.

Online-kurser:

Coursera, edX, Udacity og Khan Academy er alle e-learning anstalter, hvor man i mange tilfælde kan tage relevante kurser af høj kvalitet inden for statistik, metodelære, biomedicinske emner og meget mere. Typisk er kurserne gratis at følge, med mindre man vil have et diplom på, at man har taget dem.

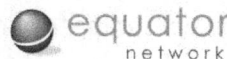

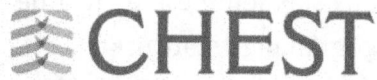

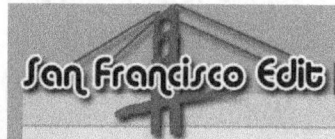

Clinical Chemistry Guide to Scientific Writing

Skrive(dispositions)processen:

VELKOMMEN TIL CPO

skrive(**dispositions**)processen

EQUATOR network: http://www.equator-network.org/

San Francisco Edit: http://www.sfedit.net/newsletters.htm

Chest medical writing tips:
http://journal.publications.chestnet.org/collection.aspx?categoryid=9199

Clinical chemistry guide to scientific writing:
http://www.clinchem.org/cgi/collection/guidetowriting

skrive(**dispositions**)processen

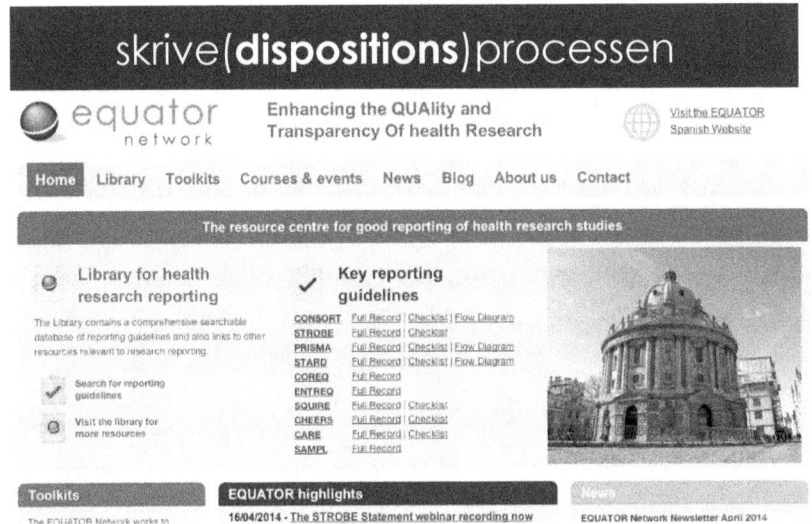

Equator network har på deres hjemmeside samlet alle tilgængelige guidelines for artikelopbygning. Her kan du altså finde en skabelon for, hvad din artikel skal indeholde, hvilket kan lette skriveprocessen. Opbygningen af din artikel efter en af disse guidelines er dog ofte også et krav fra tidsskrifternes side, hvis de skal tage artiklen i betragtning. Check derfor guidelines tidligt i skriveprocessen.

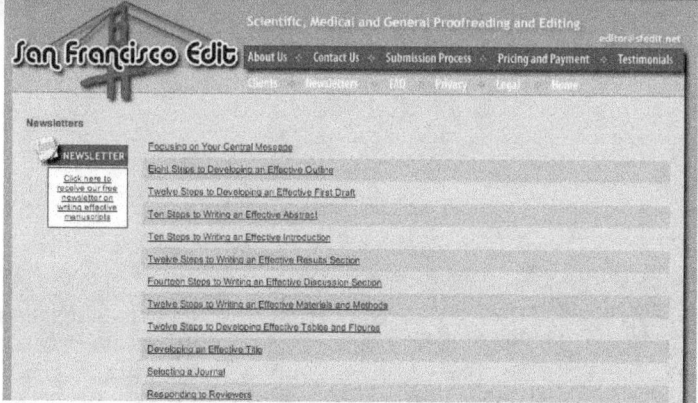

San Francisco Edit er et *medical writing*-foretagende. Udover at tilbyde korrekturlæsning m.m., har de et arkiv med en bunke nyhedsbreve, som hver berør forskellige dele af skriveprocessen. Typisk beskriver nyhedsbrevene en trinvis proces til at opnå et godt artikelafsnit, men andre tips til f.eks. submission-processen m.m. er også emner, der berøres.

Chest Journal og *Clinical Chemistry* har begge samlet artikler omhandlende medical writing. Her er der tips og tricks at hente, når artiklen eller dispositionen skal skrives.

VELKOMMEN TIL CPO

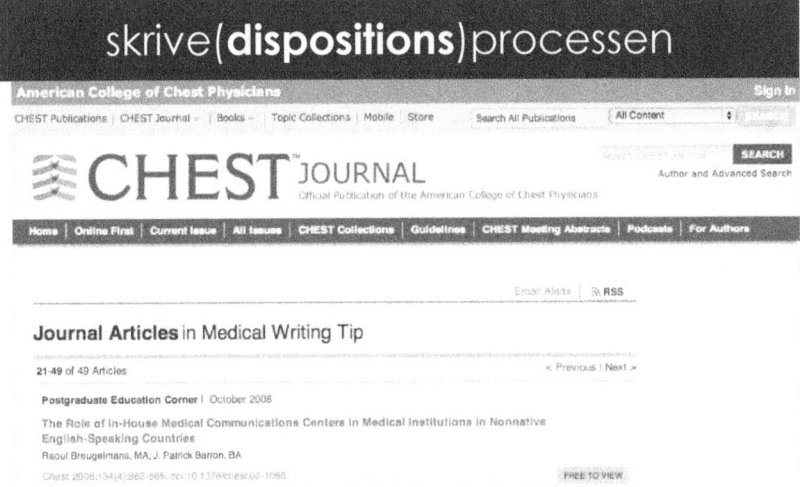

LITTERATURSØGNING

Målet med at foretage en litteratursøgning er at finde den relevante litteratur til sit emne. Ved at foretage sin litteratursøgning ordentligt og systematisk, kan man tillade sig at konkludere mere sikkert og robust. Ligeledes sikrer man sig at der ikke præsenteres biased resultater.

why systematic literature search?

increases chance of

finding relevant literature	making robust conclusions	presenting non-biased results

Hvor skal man søge henne?

Man kan søge mange forskellige steder. De store universitetsbiblioteker har alle databaseoversigter, hvor man kan se, hvor der kan søges data. I sin søgestrategi er det vigtige, at være pragmatisk og kritisk i forhold til, hvor man søger (afhængig af ens emneområde).

VELKOMMEN TIL CPO

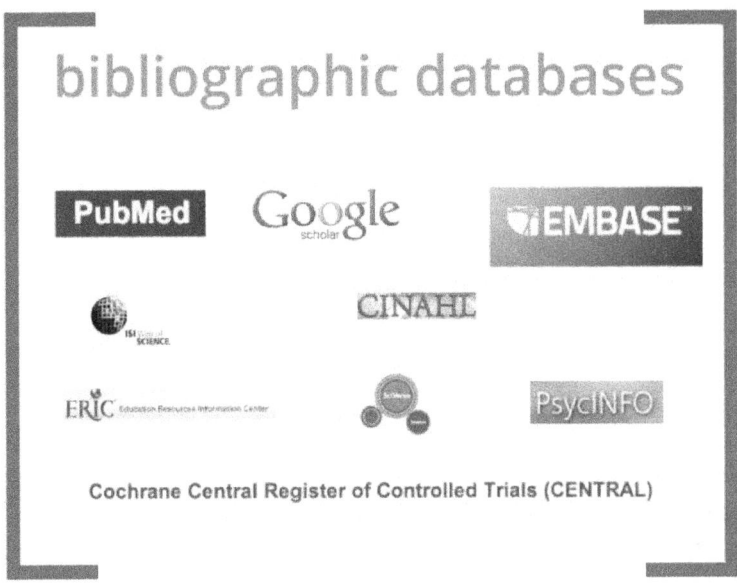

Cochrane library er en database, der drives af Cochrane sammenslutningen. I denne database kan man søge efter Cochrane reviews, protokoller til Cochrane reviews, og kliniske forsøg (der opdateres to gange månedligt fra Embase og Pubmed).

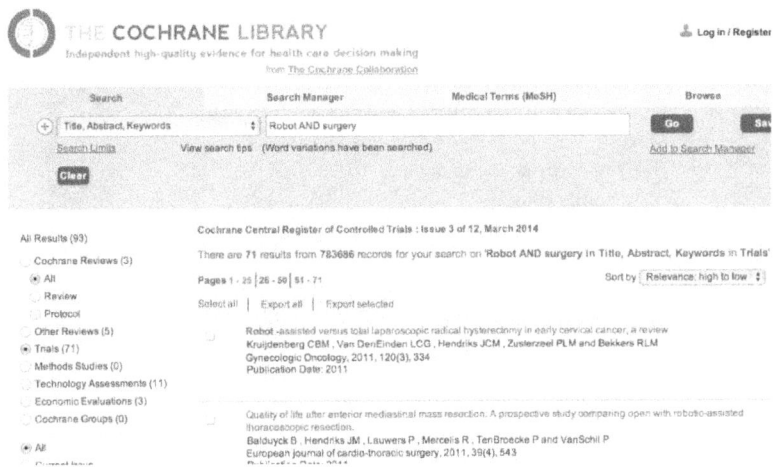

Embase er en naturvidenskabelig database, der har en vist overlap med Pubmed, og det er derfor ofte en god at kombinere Pubmed og Embase i sine søgninger. Embase er ofte lidt mere detaljeorienteret i forhold til biomedicinsk forskning. Derimod er der ikke meget litteratur derinde på kvalitative undersøgelser. Embase har en god exportfunktion, og det er meget nemt at trække sine søgeresultater ud af Embase.

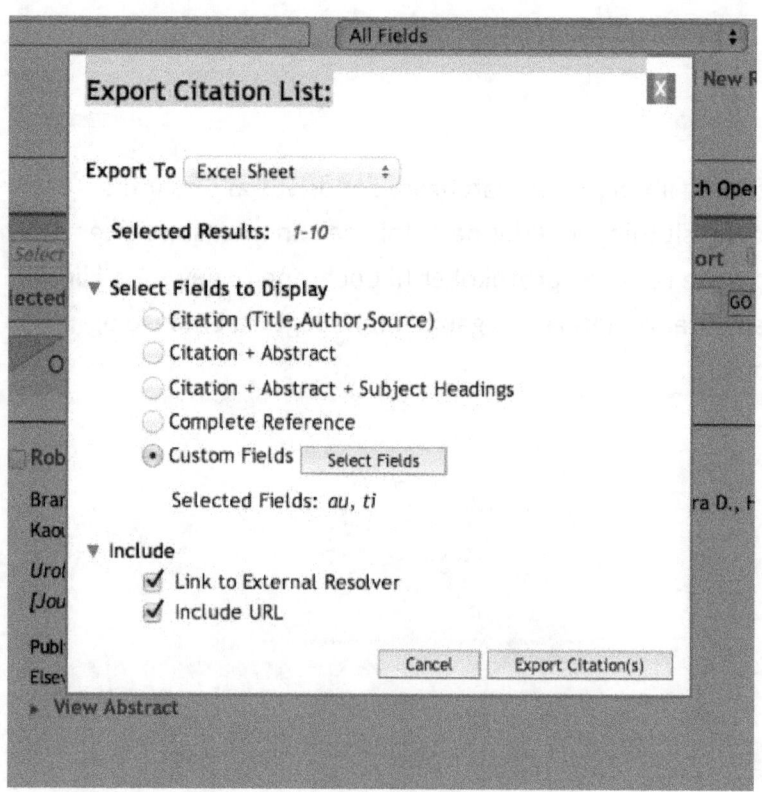

VELKOMMEN TIL CPO

Select Fields

Select specific fields to be displayed on citation results

- ☑ *ab*: Abstract
- ☐ *an*: Accession Number
- ☑ *au*: Authors
- ☐ *rn*: CAS Registry Numbers
- ☐ *cd*: CODEN
- ☐ *cn*: Clinical Trial Number
- ☐ *cz*: Contributors
- ☐ *cr*: Copyright
- ☐ *ad*: Correspondence Address
- ☐ *cp*: Country of Publication
- ☐ *do*: DOI
- ☐ *dd*: Date Delivered
- ☐ *dv*: Device Trade Names and Manufacturers
- ☐ *tn*: Drug Trade Names and Manufacturers
- ☐ *ed*: Editors
- ☐ *en*: Electronic ISSN
- ☐ *ec*: Embase Section Headings
- ☐ *em*: Entry Week
- ☐ *fi*: Figure Information
- ☐ *no*: Grant Number
- ☐ *ib*: ISBN
- ☐ *is*: ISSN
- ☐ *in*: Institution
- ☐ *ja*: Journal Abbreviation
- ☐ *jl*: Journal Issue
- ☐ *kw*: Keyword
- ☑ *lg*: Language
- ☐ *lm*: Local Messages
- ☐ *ms*: Molecular Sequence Number
- ☐ *rf*: Number of References
- ☑ *ot*: Original Title
- ☐ *pt*: Publication Type
- ☐ *pb*: Publisher
- ☐ *rd*: Revised Date
- ☐ *so*: Source
- ☐ *sh*: Subject Headings
- ☐ *sl*: Summary Language
- ☑ *ti*: Title
- ☐ *ur*: URL
- ☑ *yr*: Year of Publication

[Cancel] [Save]

Web of Science (WOS) er en såkaldt citationsdatabase, hvor man kan slå op hvilke artikler der har citeret hinanden, for det er som oftest relateret til samme emne. Ydermere kan man udregne sit H-index via WOS. PubMed har en lignende funktion, der hedder "related citations". Dette er ikke artikler der citerer hinanden, men artikler der omhandler samme område.

Andre supplerende søgemetoder er hand-searching (en konkret søgning efter noget kendt), snow ball-search (også kaldet referencesøgning) og søgning i open access databaser såsom PMC, DOAJ og lign.

journals and non-bibliographic sources

hand-searching

snowball search   (Greenhalgh et al, BMJ 2010)

supplementary to electronic search

full-text journal sources (DOAJ, Highwire, ERIC, PMC)

Ongoing eller ikke-publicerede studier, som man normalt har haft man en tradition for at finde via Clinicaltrials, kan man med fordel finde via WHO Trial Search. Man søger på WHO Trial search på samme måde som man gør i databaserne

Nedenstående er for at vise at vi litteratursøger på forskellige tidspunkter, og også på forskellige måder. Alle litteratursøgninger behøver ikke være den forkromede grundige slags.

"hvornår skal man søge litteratur i artikelskrivnings-processen ?"

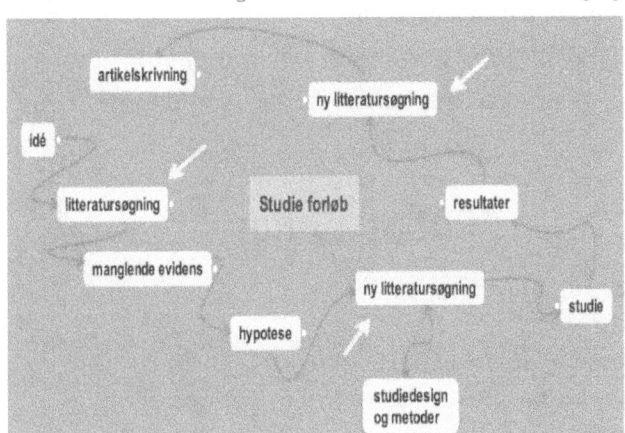

Man kan differentiere sine søgninger. Den første kan være præliminær og eksplorativ for at se om studiet er publiceret før. Den næste søgning er grundig og systematisk, og den tredje søgning er specifik i forhold til artikelskrivningsprocessen.

Nedenstående er for at illustrere visuelt, hvordan de boolske operatorer AND, OR og NOT hænger sammen.

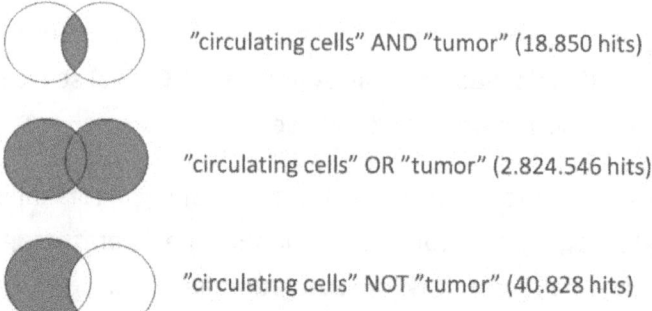

"circulating cells": 2.783.718 hits
"tumor": 59.678 hits

"circulating cells" AND "tumor" (18.850 hits)

"circulating cells" OR "tumor" (2.824.546 hits)

"circulating cells" NOT "tumor" (40.828 hits)

Hvis man anvender fritekstsøgningen i Pubmed, skal man være opmærksom på at søgningerne nemt bliver meget brede. Nedenstående er et eksempel på en fritekstsøgning på "robot surgery".

"Robot surgery"

robot[All Fields]
AND
("surgery"[Subheading] OR "surgery"[All Fields] OR "surgical procedures, operative"[MeSH Terms] OR ("surgical"[All Fields]
AND
"procedures"[All Fields]
AND
"operative"[All Fields]) OR "operative surgical procedures"[All Fields] OR "surgery"[All Fields] OR "general surgery"[MeSH Terms] OR ("general"[All Fields]
AND
"surgery"[All Fields]) OR "general surgery"[All Fields])

Følgende er et eksempel på en systematisk bloksøgning. Man

søger først på termerne i hver blok med OR imellem (#5, #10, #15). Husk at OR udvider søgningen, og at AND indsnævrer søgningen. Herefter kombinerer man de tre bloksøgninger med AND for at snævre søgningerne ind.

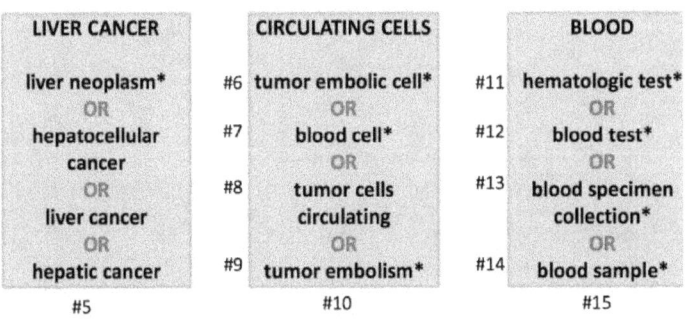

endelig søgning: #5 AND #10 AND #15

Et andet eksempel herunder:

Does robotic surgery provide better survival rates than conventional laparoscopic surgery in patients with rectal cancer?

Robot surgery   *Survival*   *Rectal cancer*
Robotics   *Mortality*   *Rectum*
Robot   *Fatal outcome*   *Rectal neoplasm*
Robot assisted   *Death*   *Colorectal cancer*

Vi anbefaler altid at søge i Pubmed via Advanced funktionen øverst oppe på startsiden.

Builder

| | All Fields | ÷ | | | Show index list |
| AND ÷ | All Fields | ÷ | | | Show index list |

Search or Add to history

History   Download history Clear history

Search	Add to builder	Query	Items found	Time
#5	Add	Search (((robot surgery) OR robotics) OR robot) OR robot assisted	18486	05:07:55
#4	Add	Search robot assisted	4324	05:07:21
#3	Add	Search robot	8315	05:07:13
#2	Add	Search robotics	15624	05:07:08
#1	Add	Search robot surgery	4277	05:06:59

History   Download history Clear history

Search	Add to builder	Query	Items found	Time
#18	Add	Search ((((((robot surgery) OR robotics) OR robot) OR robot assisted)) AND (((((survival) OR mortality) OR fatal outcome) OR death)) AND (((((rectal cancer) OR rectal tumor) OR rectum) OR rectal neoplasm) OR colorectal cancer) OR colorectal neoplasm))	74	05:12:44
#17	Add	Search (((((rectal cancer) OR rectal tumor) OR rectum) OR rectal neoplasm) OR colorectal cancer) OR colorectal neoplasm	213854	05:11:55
#16	Add	Search colorectal neoplasm	154016	05:11:34
#15	Add	Search colorectal cancer	184466	05:11:26
#14	Add	Search rectal neoplasm	49345	05:10:18
#13	Add	Search rectum	61456	05:10:10
#12	Add	Search rectal tumor	50586	05:10:03
#11	Add	Search rectal cancer	52405	05:09:55
#10	Add	Search (((survival) OR mortality) OR fatal outcome) OR death	1722422	05:09:11
#9	Add	Search death	584613	05:08:59
#8	Add	Search fatal outcome	63645	05:08:52
#7	Add	Search mortality	840069	05:08:44
#6	Add	Search survival	1303723	05:08:38
#5	Add	Search (((robot surgery) OR robotics) OR robot) OR robot assisted	18486	05:07:55
#4	Add	Search robot assisted	4324	05:07:21
#3	Add	Search robot	8315	05:07:13
#2	Add	Search robotics	15624	05:07:08
#1	Add	Search robot surgery	4277	05:06:59

ARTIKEL SOM KANDIDATSPECIALE

Kravene til artiklen er, at hovedvejleder kan stå inden for dens faglighed. Der er således ikke noget krav om at det skal være en speciel type af artikel, antal sider osv. Artikler skal tilmeldes som om de er et alm. kandidatspeciale.

Der skal afleveres 2 online blanketter. En Specialekontrakt og en Endelig Specialetitel. Disse findes på: https://intranet.ku.dk/medicin_ka/blanketter/Sider/default.aspx.

Der skal desuden afleveres et kopi af artikel med en medforfattererklæring til studieservicecenteret når du aflevere Endelig Specialetitel.

Specialekontrakt

Felterne udfyldes som angivet i guiden på næste side.

Der skal desuden vedhæftes en underskrevet "Bekræftelse fra Hovedvejleder – Kandidatspeciale". Blanketten findes på linket ovenfor, eller sidst i denne vejledning.

Endelig specialetitel

Denne skal afleveres en måned før den eksamensdato der angives i den. Der skal desuden vedhæftes en medforfattererklæring fra alle medforfattere til artikel. Denne findes via linket ovenfor eller sidst i vejledningen. For at kunne gå til eksamen skal der afleveres et kopi af artikel og medforfattererklæringen til studieservicecenteret på Panum.

SEKTION FOR STUDIESERVICE
KØBENHAVNS UNIVERSITET

Vejledning til udfyldelse af specialekontrakten

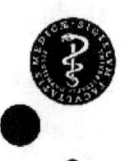

SAGSNOTAT

10. OKTOBER 2013

Vedr.: **Vejledning til udfyldelse af specialekontrakten**

SEKTION FOR STUDIESERVICE

Sagsbehandler: Cathrin Skindbjerg Petersen

PANUM 15.1.17
BLEGDAMSVEJ 3B
2200 KØBENHAVN N

Specialekontrakten er din eksamenstilmelding.
Denne e-blanket er din tilmelding til eksamen i kandidatspecialet. Bemærk, at din eksamenstilmelding først figurer i Selvbetjening, når du afleverer blanketten "Endelig specialetitel" en måned før du afleverer specialet.
Bemærk: for at du kan indsende din specialekontrakt, skal du uploade en bekræftelse fra din hovedvejleder – se punkt 10.

TLF   35 32 65 36
DIR   +45 35 32 65 36

Punkt 1
Her skriver du dine personlige oplysninger – fulde navn, adresse, cpr. nr., og KUmail-adresse: KU brugernavn@alumni.ku.dk, som du i forbindelse med indskrivning på universitetet fik tildelt. Vi godtager ikke private mailadresser som yahoo, gmail, hotmail og lignende.

cathrin.petersen@sund.ku.dk
www.ssc.ku.dk

REF: CSP

Punkt 2
Her skriver du oplysninger om din uddannelse, og hvilken studieordning du læser på (f.eks. Medicin2009). Du kan se, hvilken studieordning du læser på ved at gå ind på Selvbetjeningen på KU-net under *indskrivninger*.

Punkt 3
Her skriver du specialets foreløbige titel og problemformulering. Skriver du specialet på dansk skal du både skrive en dansk og en engelsk titel. Hvis du skriver specialet på engelsk er det nok med en foreløbig engelsk titel. Du skal også skrive dit speciales foreløbige problemformulering.

VELKOMMEN TIL CPO

UNIVERSITY OF COPENHAGEN
The Faculty of Health and Medical Sciences

Bekræftelse fra Hovedvejleder - Kandidatspeciale

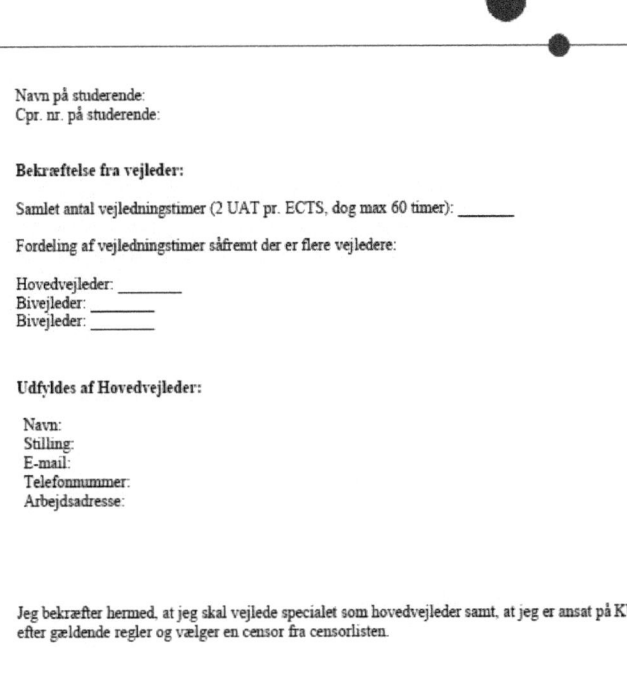

Uddannelse:

Navn på studerende:
Cpr. nr. på studerende:

Bekræftelse fra vejleder:

Samlet antal vejledningstimer (2 UAT pr. ECTS, dog max 60 timer): _____

Fordeling af vejledningstimer såfremt der er flere vejledere:

Hovedvejleder: _____
Bivejleder: _____
Bivejleder: _____

Udfyldes af Hovedvejleder:

Navn:
Stilling:
E-mail:
Telefonnummer:
Arbejdsadresse:

Jeg bekræfter hermed, at jeg skal vejlede specialet som hovedvejleder samt, at jeg er ansat på KU efter gældende regler og vælger en censor fra censorlisten.

Dato: _____ Hovedvejleders underskrift: _____

STUDIENÆVNET FOR MEDICIN
Det Sundhedsvidenskabelige Fakultet, Københavns Universitet
Panum Instituttet, Blegdamsvej 3B, 2200 København N

Medforfattererklæring

Hvis du ønsker at anvende en artikel med flere forfattere end dig selv som bachelorprojekt eller som kandidatspeciale, skal du udfylde dette skema, som skal underskrives af samtlige medforfattere. Herefter skal skemaet afleveres sammen med den artikel, som du ønsker at benytte som bachelorprojekt eller kandidatspeciale.

Personlige oplysninger	
Navn:	
E-mail:	
Cpr.nr.:	
Vejleder:	

Artiklens status (sæt kryds)	
1. Artiklen er upubliceret	☐
2. Artiklen er indsendt til følgende tidsskrift	☐
3. Artiklen er antaget til publicering i tidsskriftet	☐

Medforfattererklæring
Denne medforfattererklæring gælder følgende artikel:
Omfanget af bidraget fra   til artiklen er vurderet ud fra følgende skala:

Skala		
A.	Har bidraget til samarbejdet	0-33 %
B.	Har bidraget i væsentlig omfang	34-66 %
C.	Har i alt overvejende grad udført dette arbejde selvstændigt	67-100 %

Erklæring om de enkelte elementer	(A, B, C)
4. Formulering i idéfasen af den basale videnskabelige problemstilling ud fra teoretiske spørgsmål, der ønskes afklaret, herunder sammenfatning af problemstillingen til spørgsmål, der skønnes at kunne besvares gennem udførelsen af analyser respektive konkrete forsøg eller undersøgelser	
5. Planlægning af forsøgene/analyser og udformning af undersøgelsesmetodikken på en sådan måde, at de under et stillede spørgsmål med rimelighed kan forventes besvaret, herunder metodevalg og selvstændig metodeudvikling	
6. Involvering i analysearbejdet respektive den konkrete forsøgsvirksomhed/undersøgelse	
7. Præsentation og fortolkning og diskussion af de i artikelform opnåede resultater	

Medforfatternes underskrift			
Dato:	Navn:	Titel:	Underskrift:

Page 1 of 2

MEDICINSK RETSKRIVNING

Det, som vi skal snakke om nu i denne session, er nogle eksempler på klassiske gengangerfejl, når man skriver artikler. Det er noget med engelsk sproglig grammatik, og hvordan man sætter kommaer, genitiv og alt det sædvanlige.

compared with - compared to

- "with" mere udbredt end "to" i artikler
- i talesprog skelnes ikke så skarpt
- compared with er "blødere" i udtalen
- compared with something almost the same
- compared to something completely different

En af klassikerne handler om brugen af "compared with" eller "compared to". Her er det sådan, at hvis man ser på artikler så er "compared with" mere udbredt end "compared to", og i talesprog er det ikke så afgørende, hvad man anvender. Hvis I prøver at lytte – så er "compared with", lidt mere smooth siger man – det er ikke noget jeg har fundet på, det er noget sprogfolk siger. Den generelle anbefaling er, at hvis man sammenligner noget, der næsten er det samme, så bruger man "compared with", og noget der er fuldstændig anderledes, så bruger man "compared to". Som hovedregel kan man i de artikler, som vi vanligvis skriver regne med, at det skal hedde "compared with"

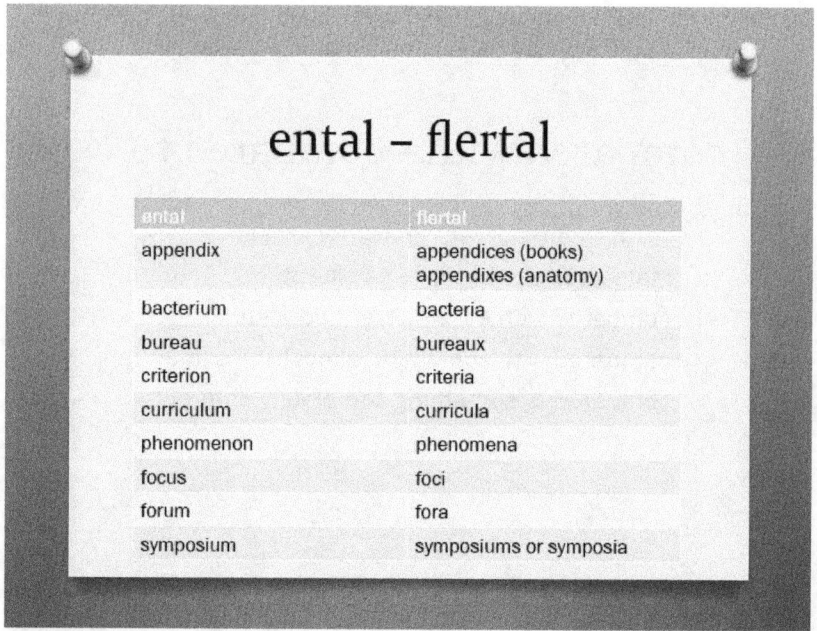

Ental versus flertal. Der er nogle enkelte faldgrupper. Appendix hedder appendices på flertal, hvorimod det hedder appendixes, hvis det er om appendixes i en bog. Bacterium- bacteria, bureau- bureaux, criterion-criteria osv., så det er bare nogle enkelte ting, som ikke bøjes normalt. Symposium er lidt en driller, for der kan man selv vælge symposiums eller symposia. Det korrekte er selvfølgelig symposia – dem af jer, der har haft latin.

Store bogstaver

- Mere hyppigt end på dansk
- Titler og navne på personer, institutioner, programmer, specielle love/regler, dokumenter, etc. starter normalt med stort på engelsk
- Ugedage (Monday)
- Måneder (January)
- Årstider skrives derimod med småt (winter)
- Stort bogstav i handelsnavne med ikke i generiske navne (Panodil vs paracetamol)

Store bogstaver bruges på engelsk meget hyppigere end på dansk, man bruger det på titler og navne på personer, institutioner, programmer, specielle love og dokumenter osv., ugedage, måneder. Årstider derimod er med småt. Dvs. winter, summer, autumn er med småt mens January er med stort. En klassikerfejl er, at når vi taler om medicin, så er det sådan, at handelsnavne er med stort og de kemiske navne med småt. Vi bruger jo heldigvis altid de kemiske navne, men engang imellem sniger der sig et handelsnavn ind, og så skal det altså med stort. Dvs. Panodil skal være med stort, men paracetamol med lille.

Så er der noget andet med store bogstaver. Det er, når man i teksten skal henvise til sit metodeafsnit eller diskussionsafsnittet – det gør man ind imellem – henviser til andre afsnit i artiklen. Så hedder det f.eks. Methods section – så ryger M'et op som stort – for det er noget specielt.

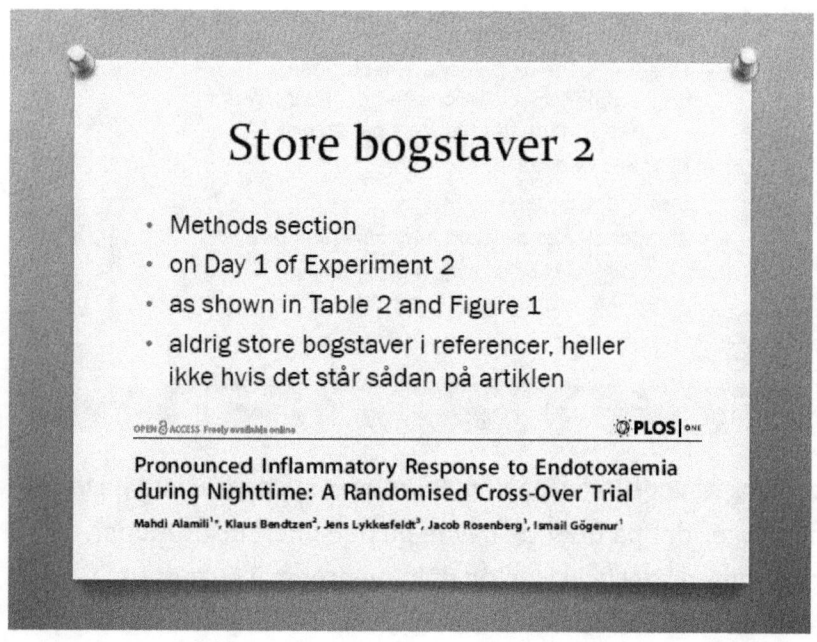

Nr. 2 er også en klassiker, der er det mere kutyme, at man siger f.eks. Day one eller Experiment 2, hvor D'et og E'et bliver til store bogstaver – fordi det bliver fremhævet som noget specielt. Det vil man jo aldrig gøre på dansk, aldrig nogen sinde, men det gør man på engelsk. Tabel 2, Figur 1, det er det samme, og typisk når man refererer i parenteser (se Figur 1) så bliver F'et stort. Aldrig nogen sinde store bogstaver inde i artiklernes titler i referencelisten, ej heller hvis tidsskriftet selv angiver det således.

Punktum

- Kun et enkelt mellemrum efter punktum
  - undtagelser ved "interne" punktummer i forkortelser: e.g., i.e.
- Ikke yderligere punktum, hvis sætningen ender med en forkortelse, der har et punktum – f.eks. etc.
- Ikke punktum ved forkortelser med store bogstaver (NATO, USA) eller ved administrationsveje (im, iv, sc)

Punktum. Man møder undertiden manuskripter, hvor der konsekvent er anvendt 2 mellemrum efter punktum. Det er lidt forældet Amerikansk måse at skrive tekster på, og tendensen er klart, at man kun anvender et enkelt mellemrum efter punktum.

Forkortelser har jo punktum nogle gange, så skal man ikke have yderligere tegn på, men hvis I har forkortelser, hvor det er store bogstaver, f.eks. USA og NATO, så skal der ikke punktummer. En speciel ting er betegnelserne im og iv og sådan noget. På engelsk er det uden punktummer, på dansk med punktummer.

> ## Colon
> - Ikke nødvendigvis stort bogstav efter colon
>   - Effect of sunburn on metabolism of alcohol: a systematic review
> - Vær forsigtig med at bruge det i den løbende tekst i artiklen

Anvendelse af kolon er anderledes på engelsk end på dansk. På dansk når vi sætter kolon, lige meget, hvor det står, så har vi tvungen første bogstav med stort. Det har man ikke på engelsk, der er det hip som hap, og f.eks. når man skriver på denne måde "a systematic review" efter kolon, det er jo en klassisk måde at skrive sin titel på. Der bliver det med lille "a". Jeg vil sige – PAS PÅ med kolon, ligesom med semikolon - pas på med det – det er sådan lidt feinsmeckeri rent sprogligt på engelsk, lad være med at bruge det– for så skal man være ret velbevandret i det engelske sprog. Prøv at droppe kolon og semikolon, hvis I kan komme udenom det. Det er lidt "speciel".

Semicolon

- Kan adskille noget der er forskelligt
  - på den ene side er det sådan; på den anden side er det sådan
- Hvis der er længere "læsepause" end for et komma
  - the committee dealing with the question of commas agreed on a final text; however, the issue of semicolons was not considered
- Kan anvendes som komma-separator, hvis der er kommaer iblandet det der adskilles

Ved opremsning – må man ikke bruge det der? Jo – det kan man godt gøre – men så ville jeg hellere skrive "we used " uden kolon, for du kommer udenom den tvivl, om det skal være store eller ikke store bogstaver. Semikolon, det kan adskille noget, der er forskelligt, det ved jeg ikke, om I er opmærksomme på, men når man sætter kolon, så ændres værdien ikke af det, der står før og efter kolon, - det er imidlertid netop dette, der er meningen med semikolon - der ændrer man værdien af det, der står før og efter semikolon. Så det vil sige, at på den ene side er det sådan; - på den anden side er det sådan, det er altså noget der er forskelligt. Semikolon angiver adskillelsen af noget, der er forskelligt på hver side. Det er stærkere end et "men" – det skal virkelig være forskelligt. Det man kan overveje, er at bruge det, hvis der er lang læsepause, og nu berører man det, der med pause kommatering lige så stille og roligt, for på engelsk, der tænker man meget på det sproglige, lyden, når man læser det op. Semikolon har en langt

længere læsepause end et komma har. f.eks. følgende:
The committee dealing with the question of commas agreed on a final text; (så trækker vi lige vejret) however, the issue of semicolons was not considered. Kan I høre det – der er en lang, lang pause her, og en lidt mindre lang pause ved kommaet. Så, det er den måde, man kan bruge det på. Men igen, så vil jeg råde jer til, så vidt muligt, at lade være med at brude det. I kommer ud i nogle marginaler af det engelske sprog, som der er ingen af os, der er helt sikre i. Så prøv at undgå det.

Hvis nu i har en opremsning, det kan man godt have, hvor man opremser noget, hvor der indgår p-værdier, det er det klassiske. P=0,0000 og så kommer der et eller andet nyt resultat og et nyt resultat, hvor der er p-værdier hver gang, eller korrelations koefficienter, hvor der også er kommaer i (eller punktum er det på engelsk), så kan man bruge semikolon som en slags komma-separator, dvs. hvor man adskiller nogle værdier – kan i genkende det? – det er en OK måde at bruge det på – det er ligesom der er ikke andre muligheder, så der har det sin plads.

Komma

- For Søren da!!
- Pausekommatering vs. grammatisk kommatering
- Lyt til sætningen!
- Ved opremsning
  - sugar, beef, milk, and butter
  - sugar, beef, milk, or butter
  - sugar, beef, milk, etc.

Komma, suk. Hold da fest, det er et problem. Undskyld, jeg siger det, det er altså et stort stort problem hos danskere. På dansk, der bruger vi jo næsten alle sammen konsistent grammatisk kommatering, dvs. kryds og bolle, men på engelsk er det anderledes. Der er det i lang højere grad pausekommatering, og man har en tendens til at bruge færre kommaer end på dansk. Det her kan godt gå hen og blive rigtig avanceret at snakke om, om kommatering på engelsk. Det bedste råd og det simpleste råd er at prøve at lytte – læs sætningen og lyt – og læg mærke til, hvor pausen er. Hvis der er pause, så sæt et komma. Så det behøver slet ikke være så svært. Det er i hvert fald det bedste råd, det er at lytte til sætningen. Der er dog nogle enkelte steder, hvor man møder klassiske fejl. Hvis I opremser noget: sugar, beef, milk, and butter. Der skal faktisk et komma efter milk, det vil vi aldrig gøre på dansk.

Komma 2

- Komma efter de små start-ord i sætninger:
  Furthermore, Moreover, However, In addition, In conclusion,
- Komma *omkring* "however"
  - There were three boys, however, one of them was a girl
- Komma *omkring eller før* "respectively"
  - The values in group A and B were 1 and 2, respectively.
  - The values in group A and B were 1 and 2, respectively, and they all died.

De fleste af os bruger "furthermore", "moreover", "however", "in addition", "in conclusion" osv., der kommer også et komma efter dem. Og grunden til, der kommer et komma, det er meget simpelt – læs sætningen op, så kan I høre det. In conclusion, ….., så det er meget naturligt, der kommer et komma efter de første startord, for der er en læsepause. Hvis man putter "however" ind midt i sætningen, så skal det omklamres at et komma, og hvis man opremser noget og slutter med "respectively", så er der også komma før respectively. Eller hvis respectively er i midten af sætningen, så er der også komma på hver side.

Gåse-øjne

- Standard er dobbelt-tegn " (shift 2)
- Brug kun enkelt-tegn, hvis det forekommer indenfor et dobbelttegn, dvs. citation indenfor en citation – dvs. nærmest aldrig

Gåseøjne, det er på engelsk ligesom på dansk. Et dobbelttegn, og det er altså "shift+2" på computeren, simpelt. Dem, der bruger enkelttegn, det gør man ikke. Det gør man kun et eneste sted, det er, hvis man har et citat med gåseøjne, og man skal citere indenfor citatet – og gud forbyde det, lad være med det, for så bliver det enormt kompliceret, men så ryger det ned i enkelttegn. Så det er altså altid dobbelttegn, med shift+2, og det er ikke noget med apostroftegn. Aldrig.

> ## Verber: ental vs flertal
>
> - Hvorfor er det så vanskeligt?
> - Se efter de grønne linjer i Word
> - Læs ALLE sætninger en for en og tjek det efter
>   - was/were
>   - has/have
>   - is/are
>   - s på verberne

Det er svært at forstå, at det her med ental og flertal bliver ved med at være vanskeligt. Der går næsten ikke en artikel gennem mine hænder, uden at dette er en ting, der bliver rettet. Altså, der er nogle, der er værre end andre selvfølgelig...

I Word er de røde streger for stavefejl og de grønne er for grammatiske. Hvis der er fejl i ental eller flertal, så bliver de normalt grønne. Nogle gange fanger Word det faktisk ikke, hvis det er en længere sætning, hvor verbet kommer senere, så går der kludder i det i Word, og så kan den ikke lige finde ud af det. Men mit råd – det er meget simpelt – prøv nu, inden I sender det til den, der skal rette det, at læse det igen, sætning for sætning. Tag én sætning ad gangen, og se hvordan den ser ud, hvor er verbet henne, det sidder der, hvad er det for et substantiv, der relaterer sig til det verbum, find det, og så se, om det er ental eller flertal. Altså det er fantastisk simpelt det her. Virkelig simpelt. Det er okay, hvis man ikke lige har det i sit dikteringsflow – fair nok, selvfølgelig – det er helt okay, men man læser jo artiklen, inden man sender den videre. Sætning for sætning.

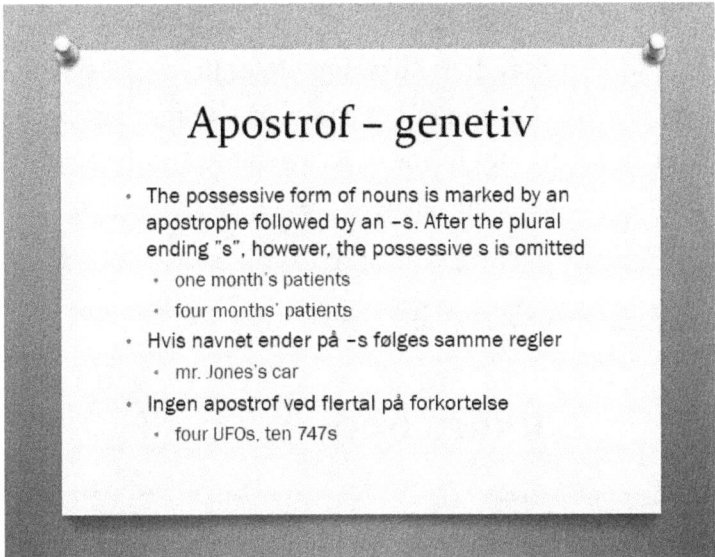

Brug af apostroffen i genitiv giver typisk også problemer. Genitiv er det, som på dansk hedder ejefald. Ejefald er den her måde at skrive på, at der er nogen, der ejer noget andet, f.eks. de patienter, der er kommet i løbet af en måned, det vil man på engelsk sige "one month's patients". Hvor skal apostroffen stå, og den skal altså stå før s'et, hvis, hvis det er ental og efter s'et, hvis det er flertal. Hvis det ikke har noget med genitiv at gøre, så skal der ikke være nogen apostrof. Nu tror I, jeg er idiot, når jeg siger sådan noget, men jeg kan love jer for, der er mange, der skriver apostroffer uden det har noget med genitiv at gøre. Man tænker bare, hvis der er flertal af et eller andet, så skal der nok være en apostrof. Forkert. Den skal kun være der, hvis det er genitiv. Og så er det ental før s'et og flertal efter s'et. Det er ekstremt nemt. Okay. Virkelig simpelt, det her – men man skal selvfølgelig vide det.

Hvis nu et navn ender på et "s", f.eks. mrs. Jones's car, så kommer apostroffet igen efter s'et. Lad være at tænke på det s, der står der, hvis navnet slutter på et s. I gør bare, som I plejer.

Hvis nu, det er forkortelser, hvis f.eks. fire ufo'er (four UFOs) eller 10 F47'ere (ten F47s), så er det noget andet, så kommer s'et bare på uden noget andet, for det havde jo ikke genitiv. Apostrof hører til genitiv, det hører ikke til flertalsbetegnelser. Så s'erne skal være uden apostroffer, hvis de ikke er genitiv.

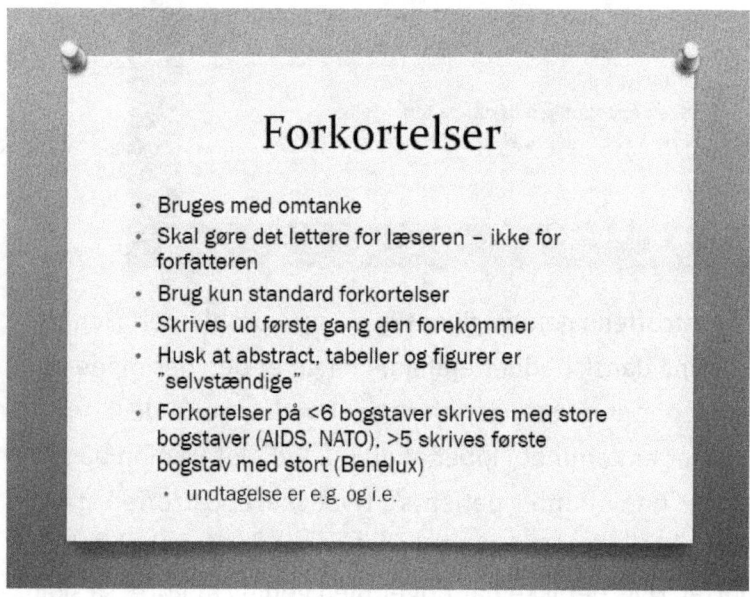

Forkortelser
- Bruges med omtanke
- Skal gøre det lettere for læseren – ikke for forfatteren
- Brug kun standard forkortelser
- Skrives ud første gang den forekommer
- Husk at abstract, tabeller og figurer er "selvstændige"
- Forkortelser på <6 bogstaver skrives med store bogstaver (AIDS, NATO), >5 skrives første bogstav med stort (Benelux)
  - undtagelse er e.g. og i.e.

Når I vil bruge forkortelser i artikler, så brug det med omtanke. Prøv som hovedregel at lade være at bruge forkortelser. Effekten på læseren er, at det nedsætter læsehastigheden. Det gør det ikke nemmere for læseren.

Abstract, tabeller og figurer betragtes som selvstændige tekstafsnit, og det betyder, oversat til almindelig sprog, at hvis man bruger en forkortelse, så skal man hver gang i de her tre steder, abstract, tabeller og figurer, der skal man faktisk hver gang fulddefinere sine forkortelser. De skal kunne læses selvstændigt.

Så er der noget helt generelt på engelsk, at hvis man bruger forkortelser under fem bogstaver, så skal det være med stort, og hvis det er over fem bogstaver skal første bogstav med stort. Det her er ikke så relevant for os, for jeg synes, de forkortelser, vi bruger, er mere eller mindre gængse. Undtagelserne er de her – "f.eks." og "dvs." – de skrives sådan her og ikke med stort.

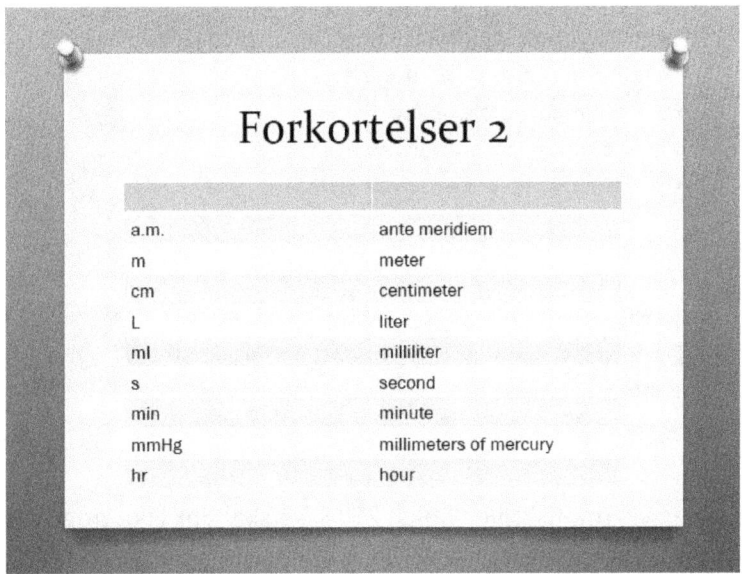

Så er der nogle gængse forkortelser som – det er jo ret trivielt det her – men der er én ting, hvor vi tit falder i vandet som biomedicinske forskere – det er "liter", det er stort "L", men når det bliver til "ml", så bliver det til lille "l".

Hvis det står alene som "liter", så er det med stort. Tænk f.eks. på "meter" og "mm". Det passer det ikke, der bliver "m'et" jo ikke stort, når det er "meter", men det gør det altså for liter. Og don´t ask me why – sådan er det bare på engelsk. "Liter" med stort og milliliter" med lille, og meter er med lille og mm er med lille.

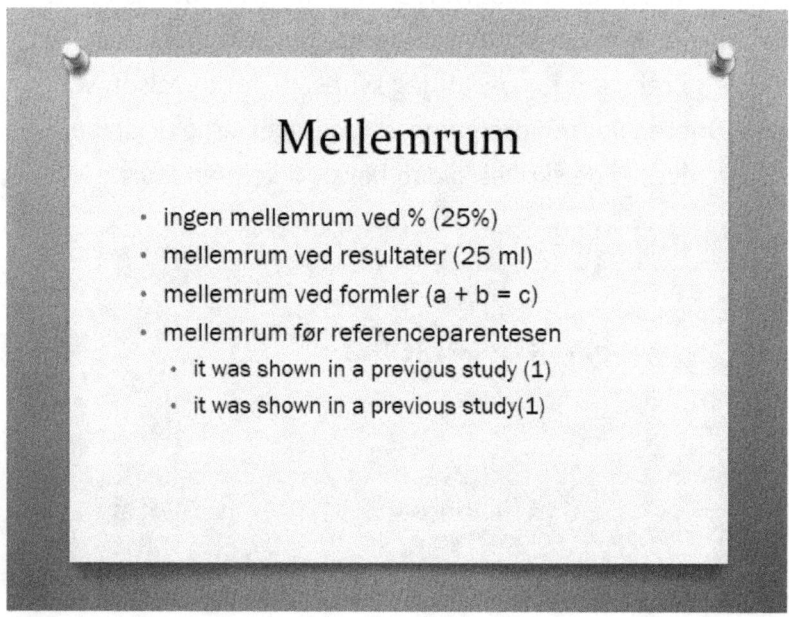

Mellemrum – hvis man skriver f.eks. 25 %, så skal der ikke noget mellemrum mellem 25 og %, men når det er resultater i almindelighed, mm og liter, mmol osv. så kommer der mellemrum ind. Formler bruger vi heldigvis ikke så meget, men der er mellemrum. Hvis der er referencer, så er det der lille mellemrum, det er obligatorisk.

Nogle tidsskrifter er så mærkelige, at de vil have punktum og så referencen efter punktum 'et.

Hvad nedsætter læsehastigheden

- lange ord
- lange sætninger
- indskudte sætninger
- unødvendige svage fyld-ord
- fremmedord
- forkortelser
- name-dropping

Læsehastigheden nedsættes bl.a. af de lange ord, de lange sætninger, indskudte sætninger, svære fremmedord, osv. Meget af det undgås heldigvis, når man dikterer sin artikel i steder for at skrive den selv.

Og så lad være at bruge unødvendige svære fyldeord og lad være at bruge for mange fremmedord. I sidder og dikterer og rækker ud bagpå reolen efter Gyldendals røde fremmedordbog, idet I tager fat i bogen, eller sågar dansk-engelsk, engelsk-dansk ordbog, så skal der ringe en klokke bagi, I skal se et billede af mig og det skal løbe jer koldt ned ad ryggen og I skal tænke, der er noget galt, det går ikke det her, det er helt forkert det her. Hvis I tager ud efter ordbogen eller slår op på computeren, så er der noget galt, brug jeres eget engelske flydende sprog, I er alle sammen top-dollar på engelsk, I kan sagtens diktere i et sprog, som man kan forstå, ellers var I slet ikke nået så langt som I er i dag. Så, lad være at bruge ordbøger, det kan man til nød bruge i feinsmækker-fasen, hvor man reviderer og gør det en lille smule lækkert, men når man dikterer – NO GO! Prøv at begrænse forkortelser, jeg vil faktisk sige helst undgå det, men det kan være svært selvfølgelig, men altså begræns så meget så muligt. "Name dropping" har vi ikke faktisk berørt i denne uge, det er noget, vi taler en del om normalt, og det betyder, at hvis man dikterer og siger "i henhold til den og den" eller "den og den har vist – altså ved navns nævnelse", det hedder "name dropping", det er en rigtig skidt vane. Dette gør, at det faktisk er show off, det er praleri for én selv, at man prøver at illustrere, at man ved, hvad der foregår på området, og man har et eller andet netværk med min gode ven dr. Dillerdaller ovre i Californien, som har vist det og det. Det er noget pjat. Lad være med det. Effekten er, at det nedsætter læsehastigheden. For hvad gør man, når man læser en sætning, i henhold til den og den, så stopper man lige op, det kan godt være, man kun taler om millisekunder, men man stopper op og så tænker man, er det én, jeg bør kende, ham der eller hende der? Og så går man over i referencelisten. Det eneste tidspunkt, hvor man bruger navne, det er, hvis det er fuldstændig evident, at det er Mr. Universe eller Mrs. Universe – hvis det er den her person, der totalt tegner det her område. Og derfor alle ved, at f.eks. når man laver et lyskebrok og putter net i forfra, så hedder det Lichtenstein, så må man selvfølgelig godt bruge navne, for det hedder operationen. Men ikke noget med, at i henhold til den og dens teorier ... Lad være at skrive det. Hellere skriv, hvad det handler om, essensen af det. Og så kommer referencen på, og der bliver man jo henvist, til den, som det handler om.

VELKOMMEN TIL CPO

KORREKTION OG KORRESPONDANCE MED TIDSSKRIFTER

Revisionsprocessen:

Målet med at hele processen er ikke at diktere end artikel. Selve dikteringen er et tidsbesparende og effektivt redskab til at få produceret første udkast af manus. Målet med det hele er at sende artiklen til et tidsskrift og få den publiceret. I denne proces er der flere trin man skal igennem, og vi i det følgende kommer der eksempler på coverletter og korrespondance med tidsskrifter og redaktører. I det følgende er der også forslag til samarbejdsaftaler man kan anvende, hvis man nu laver nogle større studier, som kunne tænkes at trække lidt ud og involverer flere centre og tage lidt længere tid.

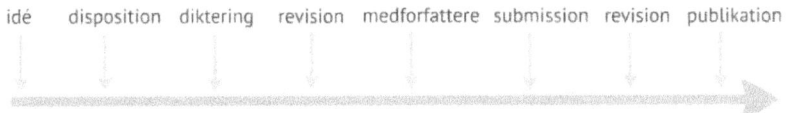

Ovenstående er en overordnet skematisk fremstilling af, hvordan det kan se ud fra man får en ide til artiklen er publiceret. Målet er som sagt publikation af artiklen, og ikke selve dikteringen. Både i forberedelsen til at diktere artiklen, og revisionen sender vi dokumenter til/fra medforfattere og vejledere. Erfaring viser at det er mest effektivt at sende til én medforfatter ad gangen. Herefter inkorporerer førsteforfatteren rettelserne fra den ene medforfatter og sender artiklen videre næste medforfatter. Det er vigtigt at dokumentet er helt frit for rettelser og kommentarer fra de forrige medforfattere, medmindre det er direkte vigtigt for de andre medforfattere at se kommentarer fra tidligere i rette processen. Det kan virke forvirrende at se de tidligere rettelser med track-changes, grønne og røde streger i dokumentet, og vil tage fokus væk fra det indholdsmæssige. Man gør dermed sig selv en tjeneste ved at gøre dokumentet så færdigt som overhovedet muligt, inden man sender det videre til andre, da de kan koncentrere sig om indholdet fremfor opsætningen fremfor at koncentrere sig om typografiske fejl og halvfærdige sætninger. En færdig artikel til gennemlæsning indeholder:

- Korrekt opbygget coverletter (se senere).
- Title page inkl. korresponderende forfatter og kontaktinfo til denne.
- Abstrakt der passer til artiklen (struktureret/narrativt).
- Korrekt opsat manus i passende afsnit og korrekt opsatte referencer svarende til dispositionen.
- Færdige tabeller og figurer.
- Referenceliste (der er opsat korrekt og gennemlæst for slåfejl)

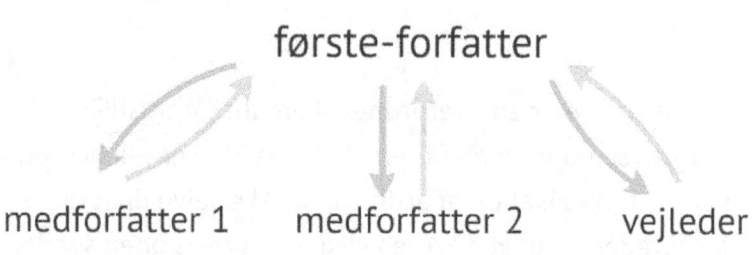

Hvis man har anvendt er referenceprogram, kan det være en fordel at bede sine medforfattere undlade at rette referencelisten igennem til sidste retterunde, og man er sikker på at der ikke flyttes rundt på afsnittene. Når først man har konverteret referencelisten til ren tekst (slået feltkoderne fra), kan dette ikke omgøres.

Denne proces med at sende til én medforfatter ad gangen virker selvfølgelig kun, hvis der er en intern forståelse i forfattergruppen, at man ikke trækker sin retteproces i langdrag og eks. bruger en måned på at svare. Det er derfor en god ide at skrive ud til hele gruppen initialt og forhøre sig, hvem der kan modtage artiklen først, og så tilpasse processen efter svarene. Hvis man har et særligt tidspres i forhold til submission, kan man sende artiklen til alle medforfattere og bede om kommentarer og rettelser simultant fra alle, og så samle kommentarer og rettelser. Her kan man anvende "flet dokumenter"-funktionen i Word. Dette er dog ikke helt simpelt, og det må man selv læse op på.

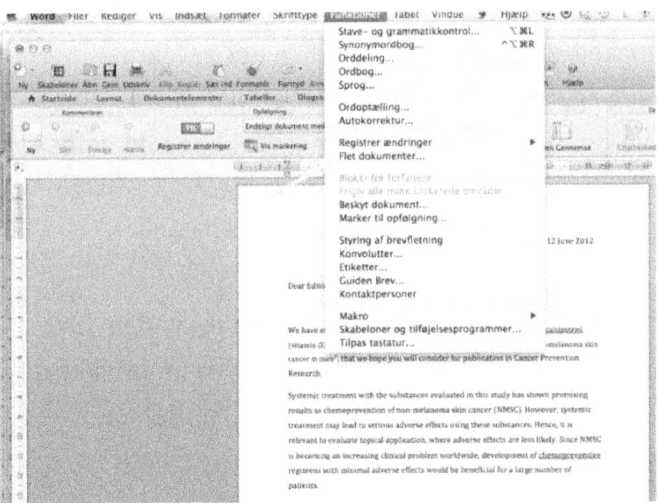

Når revisionsprocessen er overstået, sender man den endelige udgave rundt til sidste gennemsyn til hele forfattergruppen, og beder om at alle skriftligt accepterer at artiklen indsendes i sin nuværende form. Her kan medforfattere svare med et simpelt "OK", eller komme med sidste kommentarer/rettelser. Dette bør ikke tage mere end 24 timer.

Multicenterstudier og samarbejdsaftaler:

Følgende er henvendt til de situationer, hvor man er involveret i projekter, der kører mellem flere forskellige centre med flere eksterne samarbejdspartnere. Når man er involveret i sådanne projekter, kan man risikere at processen med forfatterskabsaftaler, artikelskrivning, revision og submission kan blive problematiske og langtrukket, hvis ikke der er klare retningslinjer far begyndelsen. Følgende er et bud på en samarbejdsaftale og forfatterskabskontrakt, der kan anvendes i forbindelse med større studier, der involverer flere forskellige samarbejdspartnere. Der foreligger endnu ikke nogle faste internationale retningslinjer for, hvordan processen skal håndteres, så det følgende skal ikke forstås som en endegyldig opskrift, men mere som et oplæg. Det skal noteres at det ikke er et krav, at der udformes samarbejdsaftaler, men at det kan være en god ide for at undgå misforståelser.

Inden projektet iværksættes er det vigtigt at man bliver enige om forfatterskabsaftaler, herunder navngivne forfattere, deres placering i byline og rækkefølgen.
Forfatterskaber defineres af Vancouver gruppen (ICMJE) som nedenfor:

VELKOMMEN TIL CPO

The ICMJE recommends that authorship should be based on the following 4 criteria:

- Substantial contributions to the conception or design of the work; or the acquisition, analysis or interpretation of data for the work; AND

- Drafting the work or revising it critically for important intellectual content; AND

- Final approval of the version to be published; AND

- Agreement to be accountable for all aspects of the work in ensuring that questions related to the accuracy or integrity of any part of the work are appropriately investigated and resolved.

    All those designated as authors should meet all 4 criteria for authorship, and all who meet the 4 criteria should be identified as authors. Those do not meet all 4 criteria should be acknowledged as contributors, typically in the acknowledgements section in the manuscript.

    If a group-name is used in the byline, then typically a footnote and the acknowledgement section should clearly state who should be regarded (and indexed) as authors and who should be regarded (and indexed) as contributors. Other terminology such as protocol committee, writing committee etc. may be misleading for the indexing process and it is highly recommended only to use the terms authors and contributors stating exact names for the persons involved.

    Some journals also require contribution statements for what was done by the different authors and contributors, but that depends on the specific journal.

    In large multi-center trials, there will typically be numerous persons involved in ICMJE-authorship criterion 1, e.g. acquisition of data. The present authorship contract designates the criteria for these persons to be offered the participation in authorship criteria 2, 3 and 4, thus who will be included in the manuscript preparation to an extent that they will qualify to be an author instead of a contributor.

    It is the responsibility of the first author, if applicable, to involve all co-authors to an extent that they fulfill all four authorship criteria.

First author: _____

Last author: _____

Predefined members of the writing group, all will be co-authors given they fulfill the 4 authorship criteria:

_____

_____

_____

_____

Additional persons that will be offered involvement in the manuscript process (authorship criteria 2,3,4). Provide specific criteria for the authorship of these persons.

_____

_____

_____

_____

_____

_____

_____

_____

_____

_____

_____

All the above-mentioned names will appear on the final manuscript in the byline as authors, and all other persons involved in the research project will be mentioned in the acknowledgement section as contributors.

In order to be listed in the byline as an author, the criteria for manuscript work-flow should be fulfilled (see appendix B). If not fulfilling these workflow criteria then the person will be moved from the byline as an author to the acknowledgement section as a contributor.

Helt naturligt vil en enkeltperson eller en mindre gruppe være ansvarlig for dataanalysen og første udkast, som resten af forfattergruppen kan revidere efter aftale. Vi foreslår at medforfattere gives i alt 2 uger til at rette manuskriptet igennem. Efter de to uger forfalder ens forfatterskab, med mindre man har en gyldig årsag. Det handler ikke om, at der skal være tyranniske tilstande, men sløvsind kan blive et reelt problem, hvis man er 10-15-20 forfattere på en artikel. De angivne tidsgrænser og tidsperioder behøver man ikke opfylde og de man kan tilpasses fuldstændig.

Submission af manuskript til tidsskrift:

Når man sender sin artikel til et tidsskrift, er der mange processer og personer artiklen kommer igennem inden den kan trykkes.

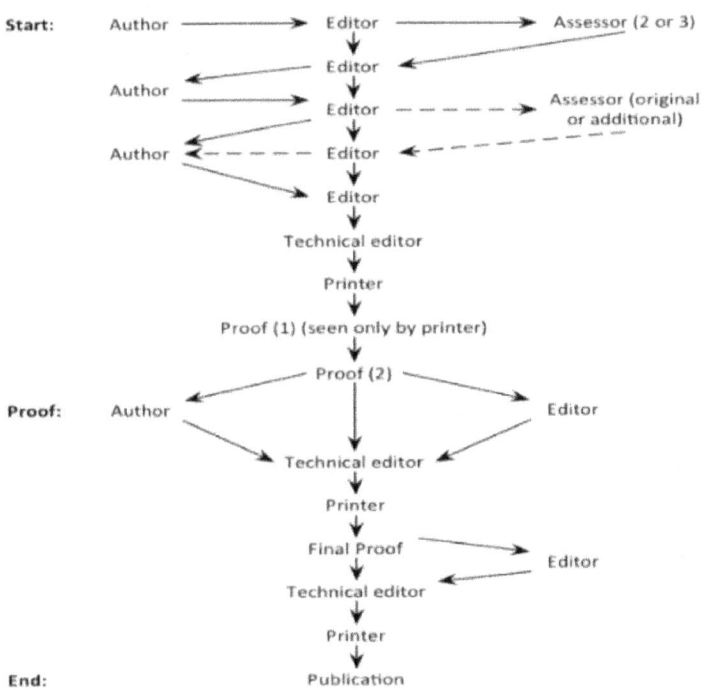

Ovenstående er et eksempel på en arbejdsgang i et tidsskrift, og det illustrerer hvorfor der ofte kan gå lang tid fra man indsender sin artikel, til den er publiceret. En uskreven regel er at man må kontakte tidsskriftet, hvis ikke man har hørt fra dem i 3 måneder.

Cover letter og korrespondance med tidsskriftet:

Et cover letter er et brev der medsendes til redaktøren ved tidsskriftet. I cover letteret forklarer man, hvad det er for en artikel man indsender, hvorfor den er vigtig og hvad resultaterne kan bruges til. Et cover letter er opbygget på samme måde hver gang:

Opbygning af coverletter i afsnit

- sidehoved
  - navn, affiliations, kontaktinfo
- titel + type artikel
- forklarende indhold
  - hvorfor er det spændende?
- formalia / redaktionelle detaljer
  - tidligere publiceret?
  - conflicts of interest
  - funding
  - forfatterskab

Man skal forsøge at overbevise redaktøren om at ens artikel er interessant, og hvorfor man har valgt netop det pågældende tidsskrift. Man skal derimod ikke lyve, true eller trygle, men argumentere sagligt for sine påstande. Man må også gerne drage artiklen ind i en interessant kontekst. Eks: "Der er lige blevet publiceret noget tilsvarende, som viser det ene eller det andet". Et coverletter bør ikke fylde mere end 1 A4 side. Én måde er at anvende 3 afsnit: Det første afsnit bør være en lille intro til redaktøren, hvor man angiver titlen og typen af manuskript. Det næste afsnit beskriver hvad man har foretaget, og hvorfor det er interessant. Hvad viser resultaterne (opsummerende)? Det sidste afsnit indeholder formalia og redaktionelle detaljer såsom er artiklen tidligere publiceret, er der conflicts of interest, er der funding og er forfatterskabskriterierne overholdt? Man bør gøre

VELKOMMEN TIL CPO

sig umage med sit coverletter og ikke bare skrive det som det sidste. Et cover letter bliver læst af redaktionen og bør tage sig

Jakob Burcharth
Department of surgery
Herlev Hospital, University of Copenhagen
Herlev Ringvej 75, DK-2730
Herlev, Denmark

September 2013

Dear Editor,

On behalf of all co-authors, I am pleased to submit this systematic review and meta-analysis entitled *'Patient related risk factors for recurrence after inguinal hernia repair: a systematic review and meta-analysis of observational studies'* to be considered for publication.

This paper addresses a very common problem in general surgery, recurrences after inguinal hernia repair. Risk factors of recurrence after inguinal hernia repair as a topic has been investigated and synthesized several times, however never with the main focus being the non-technical patient-related risk factors for recurrence. It is well documented that the technical aspects of hernia surgery have great influence on the risk of recurrence. However, with this paper we have documented that the non-technical aspects of hernia surgery also are very important to consider regarding risk of recurrence. Based on these findings it is possible to identify patients at risk, and the knowledge of the non-technical aspects of hernia surgery combined with the data from the technical aspects of hernia surgery could with advantage be implemented in clinical practice.

This paper included 40 studies in the systematic review and of those 14 studies in several meta-analyses each addressing different risk factors. We have uploaded each forest plot of the meta-analysis as separate figures, however it is possible to combine them in two or three categories to minimize the number of figures should that be preferred by you. Furthermore, Table 1, which is summarizing and therefore quite comprehensive, is submitted as a supplemental file, however this can also be adjusted to your decision.

This manuscript is an original article and has been prepared in accordance with current online instructions for authors, has not been previously published and it is not under consideration for publication in any other journal. All of the authors contributed towards the preparation of the manuscript, have approved the final submitted version, and agreed to be listed as authors. None of the authors have received any compensation for the current publication.

professionelt ud (sørg for at lave det som PDF i stedet for en Word-fil med røde streger på).

Når man så får svar fra tidsskriftet (forhåbentlig et svar om, at de gerne vil se artiklen igen), er der oftest noget, der skal rettes. Det værste man kan gøre er at ignorere redaktørens krav om rettelser. Ligeledes hvis man nu er virkelig uenig i bedømmernes og redaktørens kommentarer, kan det godt svare sig at sove på det inden man svarer. *Det kan ikke betale sig at svare i affekt (!), og*

følg retningslinjerne!

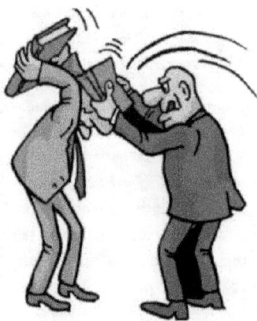

- ikke ignorere krav om rettelser
- ikke svar i affekt
- svar punkt-for-punkt
- henvis til/i manus tydeligt

Uenighed med reviwere?
- forklar sagligt

skrive at det er også bare fordi de ikke ved noget som helst om emnet. Man bliver nødt til at forholde sig sagligt og fagligt og argumentere, hvis man er uenig. Man skal ikke være underdanig, men derimod være rigtig flink i sit svarbrev. Man skal fabrikere et svarbrev til tidsskriftet, hvor man tager stilling til kommentarerne én for én. Ligeledes skal man medsende en rettet udgave af manuskriptet med tydelige henvisninger (track changes, rød skrift eller en anden tydelig måde).

Hvis man er uenig med en reviewer eller redaktør, må man forklare, hvorfor det enten ikke er muligt at foretage rettelsen, hvorfor det drejer artiklen over på en anden hypotese, eller hvorfor det er helt ødelæggende for artiklen. Man stiler altid et svarbrev (kaldes ofte et "rebuttal letter" på engelsk) til redaktøren, og det opbygges på næsten samme måde som et cover letter. Husk at man altid er flink i et svarbrev.

Som en detalje kan nævnes at man stiler et cover letter til redaktionen (da man ikke ved hvilken redaktør der bliver tildelt artiklen), mens man stiler et svarbrev til den specifikke redaktør, man har korresponderet med.

Jakob Burcharth, MD.
Center for Perioperative Optimization, Dept. of Surgery
Herlev Hospital
University of Copenhagen
Denmark
Email: jakobburcharth@gmail.com
Mobile: +45 26272662

Regarding the manuscript: LAS-D-13-00159 entitled *"Direct inguinal hernias are dominating in female inguinal hernia recurrences"*, now entitled *"Direct inguinal hernias and anterior surgical approach are major risk factors for female inguinal hernia recurrence"*

Dear Dr. Markus W. Büchler.

Thank you very much for the opportunity to optimize our manuscript according to the comments made by the reviewer-team and the editorial office. The comments are of high academic standard and we feel that they have aided in improving the quality of the paper.
 Please find a point-by-point answer to the comments. We have tried to comply with all comments. We do hope that our responses are satisfactory, however should any of them be inadequate or misunderstood please let me know, and we will correct them accordingly.

Best regards

Eksemplet på modsatte side er, hvordan man så kan opstille de specifikke svar på reviewernes kommentarer. "2a" er reviewerens kommentar, og "2ai" er vores svar til deres kommentar. Sådan gør man med alle kommentarer punkt for punkt og pænt sat op. Man vil gerne give indtrykket af professionalisme. Det er vigtigt at vide at redaktørerne ofte stoler på sine reviewers, og at tidsskriftet blot forventer at man efterkommer kommentarerne. Ligeledes har redaktøren screenet reviewer kommentarerne, og de kommentarer han/hun ikke er enig i, er fjernet i dén mail I modtager. Kommentarerne repræsenterer derfor tidsskriftets holdning, og ikke kun reviewernes holdning. Hvis man har tænkt sig ikke at efterkommen en kommentar, kan man lægge en kattelem ind til sidst, hvor man skriver at hvis redaktøren alligevel synes at det skal laves, så gør man det.

Når man er sluppet igennem nåleøjet og får sin artikel til proof, er det sidste gang at man ser den inden den er trykt. Hér skal man benytte muligheden for at rette typografiske fejl, og ikke begynde at tilføje nyt materiale eller sætte nye referencer ind.

Hvis det viser sig at ens artikel bliver afvist, skal man sende den til et nyt tidsskrift. Dette tidsskrift behøver ikke vide at den har været indsendt tidligere til andre tidsskrifter. Det betyder at manuskriptet er uden track changes og kommentarer, som de andre reviewere krævede. Man bestemmer selv om man tilføjer kommentarerne fra sidste omgang, og kun hvis man er enig i dem. Man er ikke forpligtet til det. Husk også at tilpas cover letter så det passer til det nye tidsskrift.

Reviewer #1 comments:

2. ABSTRACT:
   a. Clear and informative. Please add info regarding whether type of repair varied between hernia subtypes, as this could account for observed differences between reoperation of direct vs. indirect hernias.
      i. We have now updated the first section of the results-section as well as the abstract with this information. Significantly more IIH than DIH were operated by Lichtenstein's technique.

KVALITATIV FORSKNING

Følgende er en overordnet og kort gennemgang af den kvalitative forskningsmetode. Oplægget vil kort berøre centrale emner i den kvalitative forskning. Første punkt vil være en præsentation af de to forskningstraditioner; Den positivistiske, som ofte bliver brugt i lægevidenskaben, og så den socialkonstruktivistiske, som ofte bliver brugt inden for det humanistiske felt. Den socialkonstruktivistiske tradition undersøger de sociale konstruktioner, der er mellem mennesker eller i det felt, de opererer i. Det kan stilles op på følgende måde.

To traditioner.

Den positivistiske tradition:
- Naturvidenskab (science)
- "Ægte"videnskab
- Sandhedssøgende
- Målbare *objektive* data
- Hårde data (kvantitative data og metoder)

Den socialkonstruktivistiske tradition:
- Samfundsvidenskab og humaniora
- Naturalistic/interpretiveInquiry
- Fortolknings*kunst*
- Forståelsessøgende
- Kommunikerbare *subjektive data*
- Bløde data (kvalitative data og metoder)

Man kan dele de to forskningstraditioner op i mellem hårde og bløde data. De bløde data ligger ofte under for forskellige myter - Ex. at data er frembragt ved, at forskeren føler sig frem til nogle konklusioner, som i bund og grund siger mest om, hvordan forskeren selv ser verden og ikke så meget om informanternes syn på verden.

Kvalitativ vs. Kvantitativ

Kvalitativ vs. kvantitativ

- To forskellige måder at bedrive videnskab på
- Når man arbejder natur- eller sundhedsvidenskabeligt, vil man som regel gerne bruge kvantitative data til at generalisere.
- Når man arbejder inden for humaniora eller samfundsvidenskab, bruger man tit kvalitative metoder til at udtale sig specifikt om sociale mønstre inden for et afgrænset område.

I den kvalitative forskning går man ind og ser på de sociale mønstre i forskellige processer indenfor et afgrænset område. Kvantitativ betyder interesse i – hvordan siges, opleves, fremtræder, udvikles, optager, beskriver, forstår eller fortolker, men et emne dvs. man går ind og konstruerer de menneskelige erfaringer for at se bag om det, som mennesket siger. Når man spørger folk i en samtale om et specifikt emne, så vil de sætte deres meninger eller holdning til skue. Man vil derfor som forsker igennem sin kvalitative metode begynde at konstruere de erfaringer, der ligger i de forskellige meninger og holdninger.

Hvad er kvalitativ forskning?

- Kvalitativ betyder "interesse i"
- Hvordan noget gøres, siges, opleves, fremtræder eller udvikles
- Optaget af at beskrive, forstå, fortolke, eller dekonstruere den menneskelige erfarings kvaliteter

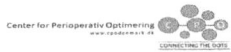

Man fokuserer mindre på årsagssammenhænge, men i stedet på, hvordan vi mennesker opfatter verden og for eksempel hvilke relationer, der betyder noget for vores handlinger.

Der kan være forskellige tilgange til det kvalitative forskningsfelt ved forskellige forskningsstrategier.

Metoder i den kvalitative forskning.
I den kvalitative forskning findes der forskellige metoder, som kan benyttes for at undersøge ens emne. Det vil altid være forskningsspørgsmålet, der bestemmer, hvilken metode man skal benytte.

Metoder

- Interview
- Feltarbejde
- Aktionsforskning
- Fokusgruppe
- mm.

Når man, som forsker inden for den kvalitative forskning, har fundet sin metode, skal man i gang med at indsamle sine data. Her er det vigtigt, at man gør sig følgende overvejelser:

Indsamling eller generering af data

- Rekruttering af mennesker, som har oplevelser omkring det givne emne
- Tilstræber at opnå så varierede beskrivelser som muligt.
- Dvs. det gælder om at finde forsøgsdeltagere, som har forskellige baggrunde, der kan påvirke deres svar. Eksempelvis være mennesker af forskellige køn, uddannelse og måske bopæl, delt op i land og by.
- Det handler om at få maksimal variation hen over de kvalitative kriterier.
- Antal deltagere varierer, grov tommelfingerregel er mellem 5-15 deltagere

Design af studie

Når man skal designe sit kvalitative studie, er Steiner Kvale et godt sted at starte for at opnå en god tilgang til feltet. De 7 faser er en overordnet huskeliste, eller opskrift på temaer, der skal overvejes, inden man går i gang. Som i den kvantitative forskning, skriver man også en protokol i den kvalitative forskning over sit studie.

VELKOMMEN TIL CPO

Design og validering af interview undersøgelse

7 Faser(Kvale)

- Tematisering - formålet med undersøgelsen
- Design - planlæg undersøgelsen
- Interview - gennemfør interview, på baggrund af interviewguide
- Transskription - klargør materiale til analyse
- Analyse - afgør hvilke analyse metoder der passer til interviewet
- Verifikation - fastslå validiteten, hvor konsistente er resultaterne, undersøger interviewet det, det har til formål at undersøge.
- Rapportering - artikel skrivning

Validering

I den kvalitative forskning er det flere måder at sikre sig validitet på. Ofte indgår forskeren selv i genereringen og analysen af data, og det er derfor vigtig at man som forsker forholder sig aktivt til egen rolle og egen forforståelse, dvs. hvilke erfaringer, meninger og holdninger har man med sig som forsker.

Validitet og validering

- I kvalitativ forskning indgår forskeren selv som fejlkilde - egen forforståelse
- Validitet i kvalitativ forskning handler i høj grad om at være opmærksom på egen rolle.
- Vi leder efter mønstre og sammenhænge eksempelvis imellem flere interviews og grupper.

Der er forskellige måder at sikre sig validiteten i sit studie. En metode er, at man netop udarbejder en protokol. Det er vigtigt, at man beskriver sin proces, så den fremstår så gennemskuelig som mulig. Hvad vil man, hvordan har man tænkt sig at gøre det, hvem skal undersøges?

Analyse

Den sidste del af processen er selve analysen af sine data. Når man har sine data klar, går selve analyseprocessen i gang. Her findes der forskellige analysemetoder, som man kan benytte i forhold til data, her er det vigtigt, at man åbent har beskrevet, hvilken analyseform man har tænkt sig at bruge i bearbejdningen af data. Ved at beskrive sin analysemetode sikrer man sig en større validitet, da det gør det muligt at se og forstå, hvordan forskeren er kommet frem til sine resultater.

Analysen

- Håndtering af kvalitative data er en elektiv proces; der er ikke én rigtig måde at gøre det på – vigtigt at kombinere et åbent sind med en stringent arbejdsform
- At lede efter mønstre og sammenhænge, mellem flere interviews eller fokus grupper.
- Datamaterialet deles op i meningsenheder på baggrund af tekstens betydning

Nedenstående slide er et eksempel på, hvordan en analyse af data kan se ud, når den er færdig og gennembearbejdet.

VELKOMMEN TIL CPO

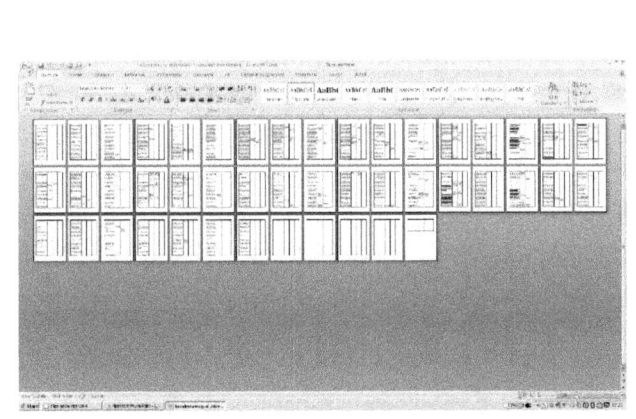

SPØRGESKEMAUNDERSØGELSER

---

hvorfor/ hvorfor ikke

- formål: opnå en generel og repræsentativ viden om **kendte** problemstillinger ved at indsamle oplysninger fra en **større gruppe** patienter

- hvad er det vi vil vide...patientens mening... hvilken dataindsamlingsmetode er relevant?

- udfordringerne er mange: forståelse af skema/ spørgsmål, dagsformen, social desirablity

---

Vi må spørge os selv, hvad er det vi kan få ud af spørgeskemaer? Overordnet kan man sige, at det handler om at få en generel repræsentativ viden omkring nogle kendte problemstillinger. I den kvalitative interviewundersøgelser eksploreres der i noget, som ikke er så kendt. Når man derimod taler om spørgeskemaundersøgelser, er der tale om kendte problematikker, det kan f.eks. være smerter og livskvalitet. Det drejer sig om et afgrænset område, som vi gerne vil have indsamlet en viden om, ud fra en større gruppe mennesker. Denne gruppe vil i hospitalsverden udgøres af patienter. Det er her spørgeskemaet, har sin berettigelse.

Først skal vi finde ud af, hvad er det vi gerne vil vide? Hvis det ikke er objektive data vi ønsker, men vi gerne vil vide hvad patienterne selv mener, så er det spørgeskema-relevant. Der er rigtig mange udfordringer i forhold til, at sikre kvaliteten af de data der kommer ud af ens spørgeskemaundersøgelse, er i orden. Der er rigtig mange risici for, at det man får ud i den sidste ende, kan være mindre rigtigt. Noget af det fuldstændig elementære handler om, hvordan respondenterne forstår det, man spørger om. Det kan enten være et helt skema, der kan være uklart, men det kan også være nogle enkelte spørgsmål, hvor respondenten er i tvivl om, hvad det rigtige svar er, eller hvordan skal man forstå spørgsmålet. Man kommer ikke udenom, at dagsformen betyder noget. Hvis man stiller patienter spørgsmål omkring deres oplevelse af livskvalitet, og man taler med dem den dag de har været nede og få et positivt svar på en cancer screening, så er de selvfølgelig påvirket af, hvordan de har det den dag. Så dagsformen betyder noget, når man svarer på spørgeskemaer. Man må ligeledes tage højde for social desirability. Når vi spørger nogen, der sidder lige overfor, vil de da være interesseret i at svare fuldstændig som de selv syntes, eller vil de gerne svare, som de tror <u>DU</u> gerne vil have at de svarer? Den faktor spiller forholdsvis meget ind, og den spiller selvfølgelig mere ind når man sidder lige overfor hinanden, end hvis man er adskilt når man besvarer skemaet fx over e-mail eller brev.

> ## spørgeskema undersøgelser
>
> - kan påvise udbredelsen af en holdning, vurdering eller oplevelse blandt mennesker – meningsmåling kl. 18.30...
>
> - kan bruges til at sammenligne flere målinger fra samme person eller sammenligne med andre grupper af personer - SF36 melem to patient kategorier / HRQoL f. og e.robotkirurgi
>
> - kan sammenligne holdninger, vurderinger eller oplevelser over tid og derved give et fingerpeg om effekten af et tiltag, eller udviklingen over tid –effekten af "følgehjem ordning" til ældre, "Fear of falling" efter fraktur

Vi kender det alle sammen, klokken er 19.00, vi har lige sat os til bordet med familien samlet. Endelig er der ro på, og så ringer telefonen. Nogle i den anden ende vil gerne have ens mening om, hvad man vil stemme næste gang eller hvor mange Tv-kanaler man har. Vi har spørgeskemaer masser af steder i vores hverdag. Spørgeskemaer inden Sundhedsvidenskaben, bruges når vi f.eks. gerne vil lave målinger om patienternes mening om et emne over tid, eller hvis vi vil sammenligne meninger om et emne mellem patientgrupper. Et eksempel er SF-36, som er et alment Health Related Quality of Life-skema, som både dækker det fysiske og psykiske. Dette kunne man f.eks. bruge til to forskellige patientkategorier, og se om der er en forskel. Har man f.eks. en anden oplevelse, hvis man har fået konstateret cervix-cancer frem for endometrie-cancer? Man kan også se på Health Related Quality of Life før eller efter et bestemt kirurgisk indgreb eller en behandling over tid. Spørgeskemaer kan bruges til, at sammenligne holdninger, vurderinger, oplevelser over tid, og det kan give et fingerpeg om effekten af f.eks. en behandling. Det er selvfølgelig ikke ligesom med RCT, hvor A er bedre end B, men det kan godt give et fingerpeg i forhold til, at patienter rykker sig på de på subjektive data. Det kunne f.eks. være ift. følge-hjem-ordning til ældre, hvor man ser på, hvordan er deres vurdering af deres situation og livskvalitet er før og efter en indlæggelse.

> ## som man spørger i vinden.........
>
> - udvikle selv/ anvende andres...licens påkrævet?
> - generisk SF36 /specifikt EORTC EN-24/ kombination
> - er det på dansk / udenlandsk
> - logistik, sted, medie og tid 15-20 min, face to face, telefon eller postal, remindere, økonomi
> - sammenligne med andres arbejde/målinger i sidste ende

Inden man går i gang med at anvende et spørgeskema, bør man undersøge om der ligger noget i forvejen, eller skal man selv i gang med at konstruere et skema. Det er en ret omfattende proces at konstruere et skema, hvor man skal igennem en hel del valideringssteps.

Hvis man skal bruge et allerede konstrueret skema, skal man overveje om det er noget der kræver licens f.eks. SF-36. Dette ejes af et firma i USA, Quality Metrix, og her skal man ansøge om licens, hvis man vil bruge det. Hvis man går i gang med en omfattende korrespondance, bør man som studerende fortælle, at man ikke har nogen midler, og at det ikke er hospitalet eller KU der får gavn af det, så kan man godt få det gratis, men det går ikke automatisk.

Inden man går i gang, bør man overveje, om man vil arbejde med et generisk spørgeskema eller arbejde med et specifikt. SF-36 er et generisk spørgeskema, og det er meget allround, og kan bruges på alle mulige forskellige populationer. Alternativt kan man vælge et skema, som er udviklet til en speciel patientgruppe, fx patienter med endometriecancer. Her omhandler skemaet nogle problemstillinger, som man ved kvinder med endometriecancer har. En anden mulighed er, at kombinere dem og både bruger et generisk og et specifikt skema til at afdække populationen. Hvis spørgeskemaet ikke forefindes på dansk, så skal det selvfølgelig oversættes, så patienterne fuldstændig forstår det. Man må sikre sig at der ikke er gået noget tabt i oversættelsen.

Inden man sætter i gang med at lave en spørgeskemaundersøgelse, bør man gøre sig klart, at der er rigtig megen logistik i, hvordan skal det rent praktisk foregå. Er det noget, der skal køre over nettet? Er det noget, der skal køre face to face, eller er det noget der skal køre pr. post osv. Man skal være forsigtig med, at ens testbatteri ikke bliver for omfattende i tid. Det der sker, er at respondenterne bliver trætte, og kvaliteten af besvarelserne bliver dårlige. Man skal afsætte omkring 15-20 minutter, det er maksimum, for hvad patienterne kan, og orker at svare på. Man skal altså vælge det vigtigste. Man bør på et tidligt tidspunkt, lidt analogt med at lave en disposition til et interview, tænke hele processen igennem. Man skal allerede i designstadiet overveje, hvem er det jeg gerne vil sammenligne med? Når jeg får mine data ud, er det da nogle andre typer patienter, der fejler det samme, eller er det andre grupper, jeg ønsker at sammenligne med?

Det er en god ide, at patienterne på forhånd er forberedt på tidsperspektivet i undersøgelsen. Det kan man gøre ved at angive at det ca. tager x antal minutter at udfylde skemaet.

For at finde ud af hvor lang tid dit testbatteri tager, skal du teste det. Dette kan du gøre på folk du kender, på patienter osv. Dette skal gøres både, hvis det er spørgeskema, man skal svare på skriftligt, eller hvis det er face to face. Det er meget vigtigt, at man får checket det igennem og laver en ordentlig pilottestning, så man finder ud af, hvordan det kan hænge sammen.

---

validering af spørgeskemaer og enkelte spørgsmål

- neutralt formuleret
- formuleret kort, og med korte ord
- præcist og entydigt og hele sætninger
- brug kun lægmands/ almindelige ord
- spørg kun om én ting   er du ængstelig eller deprimeret?
- check overensstemmelse mellem spg og svarmulighed
- er svarkategorierne gensidig udelukkende
- på en skala….neutral plads/hvile mulighed ?

Freil M. Spørgeskemaundersøgelser på sygehusafdelinger & Olsen H. Guide til gode spørgeskemaer

---

Hvis man kaster sig ud i at formulere sit eget spørgeskema, eller man vælger at bruge validerede spørgeskemaer, og tilføjer enkelte spørgsmål, så er det meget vigtigt, at man går sine spørgsmål igennem, og de er fuldstændig krystalklare. Morten Frey og Henning Olesen har lavet to meget gode rapporter, hvor der er nogle check-lister om, hvordan du går dit spørgeskema igennem, for at være sikker på at alt er opfyldt. Det handler om, at det skal være meget neutralt formuleret, kort, med korte ord, være tydeligt og der skal ikke være nogen tvivl hos respondenten, hvad er det egentlig er der menes med spørgsmålet. Det skal selvfølgelig være fuldstændig renset for alt, hvad der hedder fagsprog, så patienterne kan forstå det. Spørg kun om én ting ad gangen. At bruge dobbeltspørgsmål er udelukket. Hvis man fx spørger, er du ængstelig eller deprimeret, så spørger man faktisk om to ting, og det går ikke. Man skal kontrollere, at der er overensstemmelse mellem, det spørgsmål man stiller, og de svarmuligheder patienterne får, og de skal være gensidige og udelukke hinanden.

Der har været mange diskussioner om, når man bruger en 3-punkts, 5-punkts eller 7-punkts skala, og hvad er det bedste at bruge. Den gyldne regel er, at patienterne skal have en neutral plads. Der skal være en mulighed for at hvile. Man skal ikke hele tiden være tvunget til at skulle tage stilling i ydergrupperne.

nogle validitets begreber

"the degreee to which a test measures what it is supposed to measure"

- **face** – testpersoner og forskeren selv, kan ej måles

- **content** – dækker spg området

- **construct** – begreb, passer det med teorien/hypoteser på området/holder det på tværs af kulturer

- **convergent** – korrelere med andre test på same felt

- **predictive validity**- evne til at prediktere noget

Furr & Bacharach, 2008 & www.cosmin.nl

Man kan ikke tale om spørgeskema uden at komme ind på validitet. Validitet handler om, i hvilken grad en test måler det, den er sendt ud for at måle. Der bliver her nævnt nogle enkelte begreber omkring validitet, men der er i virkeligheden dobbelt så mange. De mest almindelige er som følger:

Face validity. Det drejer sig om at når man ser på et spørgeskema, at man intuitivt, både som forsker og som respondent fx tænker, jamen det siger noget omkring smerteintensitet.

Content validity: Dækker de spørgsmål der er i spørgeskemaet hele området?

Construct validity: Dette drejer sig om det overordnede begreb, passer de teorier og hypoteser som er indenfor området med dette skema? Holder det på tværs af kulturer? Altså ville patienter fra forskellige samfundslag svarer ens på det her?

Convergent validity: Korrelerer testen med andre test, der er på det samme område? Det handler altså om at sikre, at hvis man udvikler et nyt skema, at det er i tråd med de gængse på området.

Predictive validity: skemaernes evne til at prædiktere en bestemt event.

---

reliabilitet

"the extent to which an experiment, test, or measuring procedure yields the same results on repeated trials"

- **intern konsistens** – graden af indbyrdes forbindelse mellem items/spg (Cronbachs alfa, 0.5-0.9)

- **Reliabilitet** – forholdet mellem den totale varians i målingerne og den "sande" forskel mellem respondenterne,

- **Målefejl** test-retest, inter rater, stabilitet over tid

Reliabilitet validity: I hvor høj grad kan et redskab reproducere de samme resultater ved gentagne forsøg. Her taler man om tre begreber: intern konsistens, altså graden af hvordan spørgsmålene internet i skemaet hænger sammen. Dette bliver i artikler refereret til med Chronbachs alfa. Hvis denne er lav, er der lav intern konsistens, og hvis den er høj, er det omvendt. Reliabilitet er altså forholdet mellem den totale varians i målingerne, og den sande forskel mellem respondenterne. Målefejl kontrollerer man for ved test/re-test, man checker altså om det stabilt over tid. Man checker også om to forskellige interviewere, får de samme resultater. Det handler alt sammen om stabiliteten af måleredskabet.

> ## responsivitet
>
> - svarprocent for valid analyse – er din stikprøve repræsentativ ? er der risiko for responsebias?
> - nogle tidsskrifter foreslår 80% noget lavere for e-mail baserede
> - beskriv dit studies responserate + udregningsmåden
> - beskriv reminders & follow-up
> - diskuter evt. responsebias
>
> Fincham JE. 2008

Responsitivitet: Hvor mange af sine skemaer skal man have tilbage for at kunne foretage en valid analyse? Dette er selvfølgelig ikke det store problem, hvis man sidder overfor patienterne, og har bedt dem om at svare og selv har ført kuglepennen, så man er 100 % sikker på, at de har svaret fyldestgørende. Hvis man derimod har et skema, som man sender ud, hvor man er afhængig af at folk sender tilbage eller afleverer, er der stor risiko for response-bias. Dvs. at dem der ikke svarede havde en væsentlig mening eller en væsentligt holdning til emnet, som vi ikke får frem. En gylden tommelfingerregel for, hvor meget man skal have tilbage for at kunne tale om at det er validt, er ikke tilgængelig. Nogle tidsskrifter foreslår, at man bør have svar fra 80 %, altså respons-raten, og der er nogle der siger 70 % og lidt lavere. Det kan være et problem, at hvis man f.eks. laver det e-mail-baseret studie, at vi er så mættede med alt muligt, at chancerne for at få meget tilbage er relativ lille. Men det handler også om, hvad man undersøger, hvem respondenterne er, og hvordan man har sat det op i forhold til reminder osv. Det handler om, hvor forpligtet dem der får skemaerne egentlig føler sig til at melde tilbage.

Det er intuitivt, at jo mere personlig kontakt du har, jo mere forpligtet føler patienterne sig. Jo tættere kontakt der er mellem respondenten og forskeren jo bedre.

I forhold til at reminde, så succesraten for at man får mere tilbage, større jo flere gange du reminder. Der er selvfølgelig en høflighedsgrænse, og er det i orden at vi stalker patienterne i tid og evighed? Det er selvfølgelig ikke rimeligt, og det burde man også fra starten sige til patienterne. Man bør oplyse patienten om, at de nu har fået spørgeskemaet og fristen er en given dato, men hvis de ikke svare vil man prøve én gang til, for måske har vedkommende bare glemt det. Normalt vil man sige, at to remindere må være tilstrækkelig. Hvis patienterne ikke har svaret derefter, så vil de nok ikke svare.

En god idé kan være at man sender postkort ud med almindelig post. Det skal være meget flotte blomsterbilleder, der pryder det, da det har en effekt at det er noget pænt. Det skal ikke være noget hospitalsrelateret.

responsivitet

- svarprocent for valid analyse – er din stikprøve repræsentativ ? er der risiko for responsebias?
- nogle tidsskrifter foreslår 80% noget lavere for e-mail baserede
- beskriv dit studies responserate + udregningsmåden
- beskriv reminders & follow-up
- diskuter evt. responsebias

Fincham JE. 2008

Responsbias

Hvis man står i den situation, at man har forsøgt sig med mange remindere, og man stadig ikke er kommet op på en tilfredsstillende responsrate, er der ikke andet at gøre end at redegøre for, hvad man har gjort i artiklen. Man må redegøre for, hvad ens responsrate er, og hvordan man har regnet den ud. Man kan derudover redegøre for, hvilke reminders man har anvendt.

Hvis der er responsbias i dit studie, så prøv at diskutere, hvad man har gjort for at undgå det, og hvad kan den indbyggede konflikt i forhold til det være? Man kunne også overveje, om det er et helt andet design man skal ud i, og om det i virkeligheden skal være et interview-studie.

analyse af data

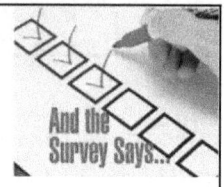

- response rate – vurder om din stikprøve er repræsentativ
- response frequencies - deskriptiv statistik
- varians analyse
- Chi 2
- linear regression
- correlation between tests

Husk: forskel mellem statistisk & klinisk signifikans

Der er rigtig mange måder, man kan analysere sine data på. Der er både på en deskriptiv metode og i man vurdere sine data vha. forskellige analyser. Nogle enkelte er angivet i slided. Først handler det om at beskrive populationen, hvor mange af vores skemaer har vi fået tilbage, og hvordan er besvarelserne? Man kan anvende en variansanalyse, en χ^2 test, eller regression og korrelation mellem tests, hvis man er ude i et nyt testredskab indenfor et område. De nærmere i forhold til alle analyserne vil ikke blive gennemgået her. Det man skal holde sig meget for øjet ligesom i alt andet, er forskellen mellem en statistisk signifikans og en klinisk signifikans. Dette kan man måske nemmere arbejde med i studier, hvor outcome er mere præcise, men det kan til tider være en svær grænse. Hvad betyder det f.eks. at man scorer forskelligt i SF-36, og hvor mange points forskel skal der være i mellem den ene og den anden gruppe for, at man har det anderledes? Man skal have klarlagt, hvor meget er man skal rykke sig indenfor skemaet for, at det klinisk betyder noget. Dette vil selvfølgelig være forskelligt for redskab til redskab.

> ### Nyttige links
>
> www.proqolid.org - databbase, 2002, condition of use, translation, references
>
> www.spoergeskemaer.dk +/- validerede, bevægeapparat, geriatri, pædiatri. generiske SF 36, EQ-5D, fri/licens,
>
> www.cosmin.nl- 2005, checkliste til validering af metodologisk kvalitet på sundhedsvidenskabelige målemetoder
>
> www.fda.gov.downloads/drugs/guidence/ UMC193282 -43 p rapport om patient reported outcomes- validering
>
> da.surveymonkey.com- 10 spg, gratis, nemt og netbaseret

Disse links er en meget god hjælp, hvis man er nybegynder indenfor emnet, og særligt den førstnævnte hjemmeside kan anbefales. Det er en meget stor database, som blev startet i år 2002, hvor man kan gå ind og skrive den population man arbejder med, og så lister de simpelthen op alle Sundhedsrelaterede spørgeskemaer, der er indenfor det område med referencer og items. Derudover er der angivet, hvordan det skal anvendes, om det er til skriftlig eller mundtligt brug, hvilke erfaringer der er med det, om der kræves licens eller ej og i så fald hvor man skal henvende sig. Det er en meget god database. Spørgeskema.dk er et rigtig godt link. Det er oprindeligt lavet af fysioterapeuter, der arbejder rigtig meget med psykometri og målemetoder. Der er meget omkring bevægeapparatet, smerter, geriatri, pediatri og en del af de generiske spørgeskemaer ligger som pdf filer, med de forskellige redskaber, også med hints om det er licens eller om man bare kan tage det. Cosmin hjemmesiden fra år 2005 er et internationalt samarbejde, hvor man er gået sammen om at sige, at hvad skal man igennem hvis man skal validere et spørgeskema meget minutiøst fra a-z. På denne side er der en hel række af emner man skal gå igennem, og der er en checkliste man kan følge. Der ligger meget undervisningsmateriale om, hvilke forskellige punkter i forhold til validitetscheck, man skal gennemgå. Den næstnederste er fra FDA, som er en informativ rapport, på ca. 50 sider omkring patientoutcome, patient reportet outcomes, om hvordan man vurdere og igen validere et spørgeskema. Den nederste er, hvis man for sjov vil lave et lille hurtigt spørgeskema med enkelte spørgsmål, så er der plads til 10 spørgsmål. Det er gratis, nemt og netbaseret, så man kan prøve sig frem hvis man har lyst til det.

Nyttige kilder

- **Furr MR, Bacharach VR**. Psychometrics an introduction. Sage 2008

- **Freil M, Gut R, Jensen AJ**. Spørgeskemaundersøgelser på sygehusafdelinger – hvad kan de bruges til, og hvordan gribes de an? Enheden for brugerundersøgelser, Sundhedsforvaltningen. Københavns Amt. 2005

- **Olsen H**. Guide til gode Spørgeskemaer. Social Forsknings instituttet. København 2006 (http://www.nordic-campbell.dk/Files/Filer/SFI/Pdf/Rapporter/2006/0611_Guide_til_gode_Spoergeskemaer.pdf)

- **Jensen JM**. Analyse af spørgeskemadata med SPSS - Teori, anvendelse og praksis. Syddansk universitets forlag

- **Fincham JE**. Responserate and responsiveness for Surveys, standards and the Journal. Am j pharm Educ 2008, 72;2

De følgende kilder kan anvendes, hvis man virkelig er hardcore og gerne vil ind i det psykometriske. Den første kilde er meget anbefalelsesværdig og de to næste er nogle rapporter. De er meget gode til at forklare, hvordan man får de gode spørgsmål frem, hvis man selv skal konstruere dem.

take home

- brug velfungerende valide spørgeskemaer der måler det, du ønsker skal måles.
- vurder spørgeskemaets validitet og din population
- lav pilot test af dit testbatteri
- lav dataindsamlingen så din stikprøve er repræsentativ
- vær opmærksom på kvaliteten af dine data og analyse og hvad du kan slutte ud fra dem?

Når man arbejder med spørgeskemaer, så handler det om, at man finder nogle valide spørgeskemaer, og man er sikker på at de måler lige præcist det, som man er ude efter at få afdækket. Man skal vurdere spørgeskemaets validitet, og vurdere om den population, som man arbejder med er det som skemaet er designet til. Lav en pilottest af dit test-batteri, så du sikrer dig, at det ikke bliver for langt eller for omfattende og lav din dataindsamling så din stikprøve er repræsentativ og vær opmærksom på de analyser du får ud af det. Hvad kan du i virkeligheden slutte ud fra dem?

Hvor mange patienter man skal inkludere i pilottesten kommer an på, hvor stort studiet er. Hvis man allerede efter 2-3 patienter har kunnet se, at det er alt for omfattende, så bør man lave det om og prøve det af igen og se om det dur. Man kan evt. rapportere det i ens metode, hvordan man har testet redskabet. Der er ikke nogen gylden regel for, hvor mange man skal teste af, inden man kan bruge det. Man bør fortsætte indtil, der er en mæthedsværdi. Face validity er ikke noget man kan måle med tal. Det skal være nemt intuitivt, og virke logisk for patienterne. Hvis man f.eks. kigger på angst - er det så det de bliver spurgt til når de ser spørgeskemaet? Hvis man er interesseret kan både SPSS og andre gængse statistik programmer udregne Chronbachs alfa.

DYREFORSØG

Dette kapitel handler ikke om, hvordan dyreforsøg udføres helt konkret. Kapitlet handler derimod om de praktiske og lovmæssige omstændigheder, omkring dyreforsøg. Det handler om hvad der kræves for at få tilladelse til at lave dyreforsøg, og hvad der er af krav til forsøget. Det er besværligt at komme i gang med dyreforsøg. Derfor er det vigtigt at undersøge om dyreforsøg er den bedste metode, før man går i gang. Hele forsøgsrækken bør tænkes grundigt igennem, og det bør overvejes om det videnskabelige spørgsmål, kan og skal afklares ved hjælp af et dyreforsøg. Eksempelvis er der mange studier, hvor den bedste metode vil være en interviewundersøgelse, og hvor dyreforsøg vil være uegnet til afklaring af det videnskabelige spørgsmål. Det er ærgerligt efterfølgende at stå med et resultat, og så konkludere at dyreforsøget ikke kan bruges. Det skal også overvejes om andre metoder vil være bedre egnet, eksempelvis humane studier. Det er bedre at lave et humant forsøg, og såfremt det er muligt, bør man gøre det.

Når forsøget er tænkt og diskuteret igennem, og det er besluttet at et dyreforsøg er den bedste metode, er der en række forudsætninger der skal opfyldes. De to vigtigste forudsætninger er at den der udfører og er ansvarlig for forsøget har eller tager eksamen i *forsøgsdyrsvidenskab* og dernæst at der ansøges om og fås godkendelse til at udføre forsøgene.

Forudsætninger

1. Eksamen i forsøgsdyrsvidenskab

2. Godkendt ansøgning til Dyreforsøgstilsynet

Eksamen i forsøgsdyrsvidenskab er den første og væsentligste forudsætning, da godkendelser til dyreforsøg kun gives til personer, som har bestået eksamen.

Kun med kursus og eksamen må man deltage i dyreforsøg.
- Dvs have nogen som helst kontakt med dyrene
- Heller ikke under supervision eller under andres ansvar

Personer, der ikke har eksamen, må ikke have kontakt med forsøgsdyr. Undtagelsen er når dyrene bruges til undervisning, eksempelvis grisekurser. Det er ikke nok at vejleder har eksamen, og at den studerende udfører forsøget under vejleders ansvar. Selvom det stadigvæk forekommer, er det altså ulovligt.

De forskellige kurser og kursuskategorier kan findes på Københavns Universitets hjemmeside under *afdelingen for eksperimentel medicin*: emed.ku.dk/kurser/

Det anbefales at tage et kategori C kursus, hvis man vil lave dyreforsøg, være ansvarlig for dem og også have mulighed for selv at ansøge dyreforsøgstilsynet. Det er altså det bedste kursus, men det er også det mest omfattende.

Eksamen i forsøgsdyrevidenskab

— Laboratory Animal Science (FELASA Category C)
- Tages ved KU/Panum:
  http://emed.ku.dk/kurser/forsoegsdyrskundskab_C/
- Kun hvis man har denne eksamen kan man ansøge om tilladelse til dyreforsøg og udføre disse.
- 1,7 ECTS-points/ 80 timer.

Et kategori B kursus er mindre omfattende og tager kortere tid. Det giver tilladelse til at have med dyrene at gøre og deltage i forsøgene, men det giver ikke tilladelse til at ansøge og planlægge forsøgene selvstændigt. Alle deltagere i et projekt, skal som minimum have et kategori B kursus, hvis de skal have kontakt med forsøgsdyrene. Det anbefales at tage et kategori C kursus, såfremt der er tid og mulighed for det, men det er op til den enkelte.

Eksamen i forsøgsdyrevidenskab

— Laboratory animal science (FELASA category B)
- Tages ved KU/Panum:
  http://emed.ku.dk/kurser/b-course_english/
- Giver tilladelse til at deltage i dyreforsøg, under en andens ansvar. Giver ikke tilladelse til at ansøge om dyreforsøg. Alle der deltager i forsøgene (har direkte kontakt med dyrene) skal som et minimum have denne eksamen.
- 30 lektioner.

De to ovenævnte kurser kan tages på KU, men der er andre tilsvarende kurser rundt omkring i landet og verden.

Udover de to ovennævnte kurser er der eksempelvis kurset *eksperimentel kirurgi*, der også udbydes af Københavns Universitet, men giver *ikke* tilladelse til at lave dyreforsøg. Kurset kan tages hvis man gerne vil vide noget om eksempelvis rottegenetik, grisens anatomi og lignende.

Eksamen i forsøgsdyrevidenskab

– (Kursus i eksperimentel kirurgi)
- Tages ved KU/Panum
- Formålet med dette kursus er at give deltagerne kendskab til basal eksperimentel kirurgi på mindre dyr og grise. Giver ikke tilladelse til at udføre eller ansøge om tilladelse til dyreforsøg.

Når kategori C eller B kurset er bestået, skal der, ligesom ved forsøg med mennesker, ansøges om tilladelse til at lave dyreforsøget. Ansøgningen sendes til Dyreforsøgstilsynet og minder om ansøgningen til de videnskabsetiske komiteer, der skal laves når man laver humane studier. Det skal beskrives hvad formålet er, hvad dyrene skal udsættes for, hvorfor og hvordan og hvorledes det påtænkes at blive gjort. Der er faste krav til ansøgningen, men det er web-baseret og det giver sig selv, hvad der skal stå.
(http://www.indberetning.dyreforsoegstilsynet.dk/forside.aspx)

Dyreforsøgstilsynet sætter store krav til dyrevelfærd og det skal beskrives meget minutiøst, hvordan dyrene behandles. Der er et par eksempler her:

Godkendt ansøgning til Dyreforsøgstilsynet:

- Ansøgning:
  http://www.indberetning.dyreforsoegstilsynet.dk/forside.aspx
- Minder meget om ansøgning i Videnskabs-etiske komiteer.
- Store krav til dyrevelfærd:

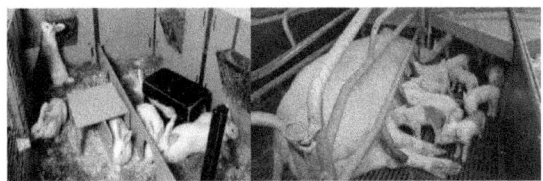

Til venstre i billedet ses nogle forsøgskaniner. Kaninerne skal have små bure at lege i, de må ikke gå alene, da de keder sig, men de må heller ikke gå for tæt stuvet sammen. Dyrenes forhold skal beskrives i detaljer. Eksempelvis hvilket legetøj de har, hvor meget lys de har i døgnet, hvilken mad de får at spise, og hvilke tilsyn der er med dem. Til højre i billedet ses et andet eksempel. På dette billede har dyrene *ikke* lige så gode forhold, men det er heller ikke fra et dyreforsøg. Det er fra et almindeligt dansk svinebrug. I landbruget må dyrene altså behandles anderledes. Der er et paradoks her, nemlig at de fleste dyr i Danmark bliver behandlet ringere end de ganske få der bliver brugt til forsøg.

Godkendt ansøgning til Dyreforsøgstilsynet:

- Dyreforsøgstilsynets afgørelser mere "subjektive"end afgørelserne fra De Videnskabsetiske Komiteer
  - Det er derfor vigtigt at understrege vigtigheden af dit forsøg i ansøgningen.

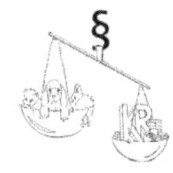

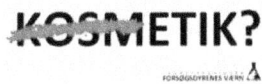

Dyreforsøgstilsynet er subjektive i deres vurdering sammenlignet med de videnskabsetiske komitéer. Det står i bekendtgørelserne, at det er subjektive afgørelser der bliver truffet. Dyr må lide overlast, hvilket er synd for dem, så længe det tjener et godt formål. Dyreforsøgstilsynet afvejer vigtigheden af det anmeldte forsøg. De gange jeg har været i kontakt med dyreforsøgstilsynet har de været fornuftige, pragmatiske og villige til at rådgive og indgå i en dialog. Til eksempel lavede jeg noget anastomoseforskning. I den forbindelse pointerede jeg, at forsøgene ville gavne patienter, der havde kræft og at det ville gå dem bedre, fordi det var dem, som skulle have lavet anastomoserne i sidste ende. Er der derimod tale om kosmetikforskning, så er de mere restriktive. Forsøgets formål og vigtigheden af det, vejes op mod de lidelser, som dyrene udsættes for. Jeg fik lov til at udsætte mine grise for ret kraftige lidelser, fordi dyreforsøgstilsynet vurderede at det tjente et godt formål. Det er vigtigt, når ansøgningen skrives, at det pointeres tydeligt, hvad forsøget fører med sig. Det er vigtigt at anføre, hvordan dyrene overvåges, hvad de overvåges for, og hvad der skal gøres ved bestemte observationer. Eksempelvis hvis en opereret gris får feber, skal den så aflives? Der skal være redegjort for en plan, der sikrer at dyrene ikke lider unødigt.

Dyreforsøgstilsynet kan lave en stikprøvekontrol. Jeg har jeg ikke oplevet at de kommer ud, men jeg går ud fra, at de engang imellem tager ud og inspicerer forsøgsstaldene. Der skal være en dyrlæge tilknyttet forsøget, som er ansvarlig for det. Når forsøg udføres på Panum, er det typisk Panums dyrlæge der står som den ansvarlige dyrlæge på ansøgningen, og så er det ham/hende, der holder opsyn med forsøget.

VELKOMMEN TIL CPO

Godkendt ansøgning til Dyreforsøgstilsynet:

- Der skal herefter indsendes årlig indberetning over antallet af anvendte forsøgsdyr m.v.
  – Også selvom der ikke anvendes nogen…..

Erfaringen er, at de er flinke og rare i dyreforsøgstilsynet, og sagen kan drøftes med dem. Man taler med dem og finder ud af, hvordan forsøget sættes sammen, så man kan få en tilladelse til alles tilfredshed, også dyrenes. Efter at godkendelsen er opnået, bliver dyreforsøgstilsynet ved med at kontakte ansøgeren. Blandt andet skal det oplyses, hvor mange dyr man bruger per år. Det indgår i statistikken over forsøgsdyr, som det er dyreforsøgstilsynets opgave at føre.

Dyreforsøgstilsynet er modtageligt overfor, at man kontakter dem i forhold til ændringer i godkendelsen. Oftest skriver de tilbage, at det er okay at lave ændringen. De er fleksible, og ikke kun med små ting, som for eksempel ændringer i antallet af forsøgsdyr, men accepterer også mere omfattende ændringer.

Forsøgene kan udføres på en række forskellige institutioner. De fleste vælger Panum eller Life, der nu er slået sammen. I starten kan det være svært at få overblik over forsøgs-steder og -stalde. Det bedste er, at ringe rundt og snakke med de forskellige steder. Begge steder er organiseret under KU´s *afdelingen for eksperimentel medicin*, som har en udmærket hjemmeside. Der er både stalde på Panum og på Life, hvor forsøgsdyr kan opstaldes.

Man skal være opmærksom på at det er et krav, at forsøgsdyr skal være opstaldet en vis tid før man må bruge dem til forsøg, da de skal akklimatiseres i nogle uger inden de må bruges. Udover opstaldning tilbyder stederne fx operationsfaciliteter, bedøvelse, operationsassistance, dyrelægeassistance, overvågning og så videre. Der gives en god service både i opstartsfasen, i forbindelse udførslen af forsøg, og for også bagefter, hvis det er nødvendigt. Dyrlægen er til stor hjælp, og kan eksempelvis være behjælpelig når man skal udforme protokollen eller have oplyst hvilken antibiotika grise skal have.

Før forsøget kan gå i gang på Panum eller LIFE, skal man lave en protokol og en projektplan. Meget af det kan kopieres fra den almindelige forsøgsprotokol, men derudover skal der laves en helt specifik projektplan, hvor man også redegør for forsøget. Derefter holder man møder med forsøgsstedet og drøfter det hele. Der kan være nogle specielle forhold, som skal drøftes. Er det for eksempel beskrevet at dyrene skal overvåges, eller dyreforsøgstilsynet har krævet, at dyrene skal overvåges døgnet rundt, så skal der lægges en plan for, hvordan det gøres, for der er ikke personale døgnet rundt på dyrestaldene.

Hvor skal forsøget udføres?

- Afdeling for Eksperimentel Medicin (**AEM**), København Universitet.
    - Panum
    - KVH
    - Her tilbydes opstaldning, operationsfaciliteter, anæstesi, andre eksperimentelle faciliteter, vejledning fra dyrlæge og andet personale (også i opstartsfase og ifb med ansøgning).
    - Forudsætninger, AEM:
        - Protokol/projektplan
        - Opsyn (kun dyrepassere i dagtid)
    - Pris:
        - Intern (obs. Campusstalden!): Billigt
        - Ekstern: Dyrt

Be smart!!

Det koster penge at lave dyreforsøg. Der er lavet prislister hvoraf det tydeligt fremgår hvad det vil koste at lave et dyreforsøg. For eksempel priser på indkøb af en gris, opstaldning per dag, operationsleje osv. Der er to forskellige priser, intern pris og eksterne pris, og der er stor forskel på disse. Jeg lavede forsøg, der var delvist sponsoreret af et medicinalfirma, og foreslog, at de kunne sende regningen til medicinalfirmaet. Det gjorde at det så blev til ekstern pris. Derfor besluttede vi at firmaet gav pengene til mig, jeg betalte, og så blev det til intern pris.

Udover Panum og LIFE's stalde er der er også *campus staldene*. Det er dog næsten umuligt at få overblik over, hvad begrebet *campus staldene* dækker over. Der findes ingen officiel liste, men der er nogle hospitaler, der har indgået en aftale om at betale til forsøgsdyrsstaldene. Derigennem kan man så få opstaldning til en billigere pris. Så med mindre man har mange penge, så skal man grundigt undersøge, hvordan man får det stykket sammen på den bedste måde.

Der er også andre steder hvor der udføres dyreforsøg. Landets største (forsøgs)dyrestald er hos Novo, hvor de bruger tusinder af forsøgsdyr hver eneste år, så hvis man skal lave noget med fx sukkersygeforskning, kunne man sikkert komme ind der. Der er også private dyrestalde, som lever af at levere dyreforsøg, og hvor man også kan leje sig ind.

Hvor skal forsøget udføres?

- Andre/privat
  - Private virksomheder
  - Private dyrestalde
  - Onkologisk lab, Herlev
  - Andre

Onkologisk afdeling på Herlev Hospital har også en dyrestald. Den er dog ikke stor nok til at den kan dække et hospital med mange forskellige behov. I denne stald har de tre forskellige slags mus. Musene kan eksempelvis anvendes til undersøgelser af muskelvæv eller nogle kolon studier. Musene er avlet i dyrestalden, hvilket har to fordele. Den ene er økonomien. For eksempel koster en mus 200 euro per styk, så der skal ikke laves mange dyreforsøg, før det kan svare sig at avle selv. Samtidig mindskes risikoen for infektioner, da stalden stort set er selvforsynende. Hvis man har et forsøg i en mindre målestok, er man velkommen til at henvende sig. Det anbefales at man anfører både Panum og Herlev som forsøgssteder på sin ansøgning til dyrforsøgstilsynet. Det giver mulighed for at rykke til Panum hvis forsøget bliver mere omfattende en planlagt eller hvis det af andre grunde skal flyttes. Det giver også mulighed for at forsøget kan startes på Panum og derefter kan suppleres med dyr fra Herlev, hvis det bliver nødvendigt.

Valget af forsøgsdyr skal overvejes grundigt. Det er vigtigt at forsøgsrækken er tænkt grundigt igennem. Jeg stødte ind i et problem med mit forsøg, fordi forsøgsrækken startede med studier på tyndtarmen, som førte til studier på kolon, og det var ærgerligt, at jeg ikke havde overvejet det dengang jeg startede. Det bedste er at finde en dyremodel, der er egnet til alle forsøg i forsøgsrækken.

Valg af forsøgsdyr

- Et dyret egnet til det du vil undersøge?
  - Anatomi
  - Fysiologi
  - Tænk hele forsøgsrækken igennem
  - Læs litteraturen!
- Pris
- Antal

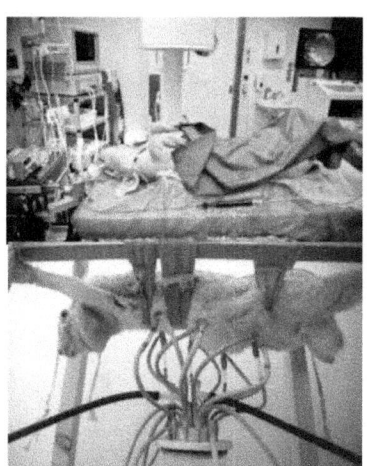

Der er nogle anatomiske forhold man skal tænke over. For eksempel er mus for små at lave anastomoser på. Dette kan dog gøres på rotter og grise. Dernæst skal de fysiologiske forhold overvejes. Dyret bør have en fysiologi der anses for at minde om menneskers fysiologi med henblik på det der undersøges. Antallet af forsøgsdyr skal også indgå i overvejelserne. Hvis et forsøg kræver flere hundrede forsøgsdyr, er det praktisk og økonomisk uoverkommeligt at lave det på grise. I stedet bør der, om muligt, laves et set up med mus eller rotter. I forbindelse med planlægning og design af forsøget er det vigtigt at læse litteraturen på området. Det bør undersøges hvilke dyr, der er egnet til hvilke forsøg. Eksempelvis har Pommergaard et al. skrevet et review om anastomoseforskning på kolon, og hvilke forsøgsdyr der er velegnet til det[1]. Tilsvarende litteratur findes der om andre dyremodeller. Det anbefales at sætte sig grundigt ind i

[1] Pommergaard HC, Rosenberg J, Schumacher-Petersen C, et al. Choosing the best animal species to mimic clinical colon anastomotic leakage in humans: A qualitative systematic review. Eur Surg Res 2011;47:173–181

litteraturen, så det undgås, halvejs igennem forsøgsrækken at opdage at designet var dårligt og fejlen kunne være undgået.

Den største fordel ved dyreforsøg er at det giver mulighed for at lave studier, som ikke kan laves på mennesker. For eksempel de klonede får, der var meget omtalt i medierne for nogle år siden. Det vil være umuligt, at få tilladelse til at lave sådan et forsøg med mennesker, så det kan kun laves på dyr.

Fordele ved dyreforsøg

- Der kan udføres forsøg der ikke lader sig gennemfører i humane studier
- Der kan udføres forsøg der ikke ville blive tilladt i humane studier.

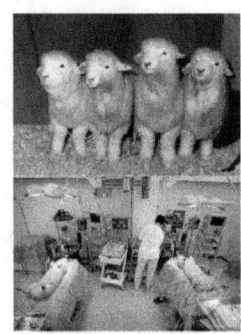

En anden fordel er at det er let, når først kurser, tilladelser og de praktiske aftaler er på plads. Der kan næsten sættes dato på, hvornår forsøgene udføres og hvornår de er færdige. Der er ikke mange overraskelser i processen, da det meste kan planlægges. Hvis det er planlagt at operere 10 grise på tirsdag, så bliver der opereret 10 grise på tirsdag. Det hele kan sættes op i skema og det kan planlægges at *den* dato er den delproces færdig, *den* dato foreligger resultaterne og *den* dato kan skriveprocessen gå i gang. Dette kan være en fordel, eksempelvis i et Ph.d. forløb, som er tidsbegrænset. Dyreforsøgene kan planlægges og der er ikke så mange overraskelser som med patienter, der reagerer uventet, eller ikke vil være med. Samtidig er der rigtig god mulighed for at få rådgivning.

Fordele ved dyreforsøg

- Let at arrangerer, når først formalia er i orden
    - Man skal ikke vente på ptt. (F.Rikadelles Law)
    - Kan udføres når det passe dig
    - Ikke så mange overraskelser
        - Hvis du har gjort et ordentligt forarbejde
- God mulighed for rådgivning

Der er også ulemper ved dyreforsøg. Det koster en del penge hvilket kan overkommes, hvis det lykkedes at få bevillinger. Den største ulempe ved dyreforsøg er at der er tale om en model. Det er hele tiden en model af humane forhold der undersøges. Undersøges en muse-kolon er det ikke det samme som kolon hos mennesket. Dyreforsøg bruges fordi modellen ligner mennesket, men det er kun en model. Der er tidsskrifter der publicerer dyreforsøg, men det kan være sværere at publicerer end humane studier. Der er mange at de større tidsskrifter, der har som princip, at de ikke publicerer resultater fra eksperimentelle studier(dyreforsøg).

Ulemper ved dyreforsøg

- Dyrt
- En model er en model: Kan resultaterne overføres til mennesker?
- Sværere at publicere

Ulemper ved dyreforsøg

- Ikke for de blødsødne
- Farmor synes du er ond

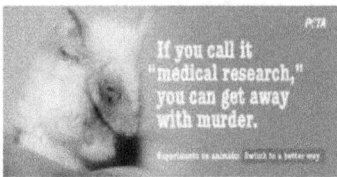

Truet på livet efter forsvar af dyreforsøg

Der er også en etisk problematik i dyreforsøg, som man kan blive mødt med. Man bør tænke over at når man laver dyreforsøg bliver man mødt af en masse emotioner omkring det. Man vil møde mennesker, der synes at det er uetisk. Det skal man tænke over, om man vil stille op til. Når man diskutere det med folk skal man huske at det er for deres skyld, at vi laver forsøgene.

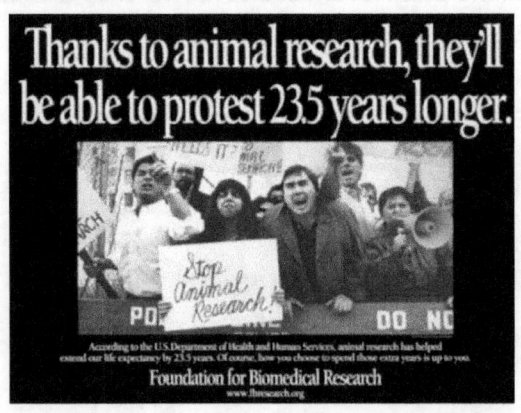

SYSTEMATISK REVIEW OG METAANALYSE

Dette afsnit fokuserer på hvordan man helt konkret skriver et systematisk review, dvs. når man har lavet sin litteratursøgning, lavet sin basis analyse og har samlet sine resultater, hvordan man så formidler det i en artikel når man har med et systematisk review at gøre.

De næste afsnit handler om hvordan man bygger et systematisk review op på en god måde, hvor skriver man de forskellige ting i teksten samt hvad der skal bruges af supplerende ting så som figurer og tabeller. Senere hen vil vi fokusere på metaanalysen, vi vil forklarer hvordan man laver en metaanalyse og hvordan den skal fortolkes.

Typer af reviews

Der findes to forskellige typer reviews (litteraturartikler, oversigtsartikler) – det *narrative review* og det *systematiske review*. Derudover er der metaanalysen, men der hører til under det systematiske review.

Det narrative review

Det narrative review er et ekspert review. På dansk bliver narrative reviews publiceret som status- eller oversigtsartikler. Statusartikler er en beskrivelse af den nyeste udvikling, status og de praktiske videnskabelige perspektiver. At skrive et narrativt review kræver at man har en stor viden på området, hvor man stille og roligt gennemgår hvad der er vigtigst at vide, så klinikere kan læse det og suge på den erfaring og kølige overblik, som den dygtige skribent har. Hos Ugeskriftet må det indeholde 12,000 tegn inklusiv mellemrum og maksimalt 30 referencer. Der må indgå op til fire tabeller eller figurer samt et foto fra den kliniske situation. Skriver man et narrativt review på engelsk er det oftest en invitation man har fået til at gøre det, det er som regel chefredaktørens venner og meget vigtige personer der får disse invitationer.

> **Narrative review**
>
> Less time consuming
> ………but It's necessary to have:
> - Expert knowledge on the clinical problem
> - Knowledge on the clinicians attitude towards the issue
> - Knowledge on present tendencies
>
> Thorough preparation (with manuscript mapping)

Det systematiske review

Der er mange årsager til hvorfor man skal lave et systematisk review. Ifølge Cochrane skal man gøre det fordi et område mangler en syntese af en problemstilling. Det skal gerne være et vigtigt klinisk spørgsmål og en problemstilling som kan blive påvirket af forskningen. Produktet der kommer ud skal gerne være anvendeligt i den kliniske dagligdag. Dette er det optimale mål. En anden grund til at skrive et systematisk review er, at det er nemt at få publiceret. Dog skal man huske at man skal have tiden og energien til skrive et systematisk review.

> **Why make a systematic review?**
>
> - Lacking knowledge
> - Important clinical problem
> - Clinicians need specific knowledge
> - You have the time and energy
> - Easy to publish

Metaanalyse

Metaanalysen er en statistisk overbygning på det systematisk review, det betyder at man ikke kan lave en metaanalyse uden også at have lavet et systematisk review. Den første beskrivelse af en metaanalyse kom i 1976. Det var en psykolog, som fik en rigtig god idé, og stillet og roligt er antallet af metaanalyser steget. Sidste år blev der publiceret 20 % af alle metaanalyser nogensinde publiceret.

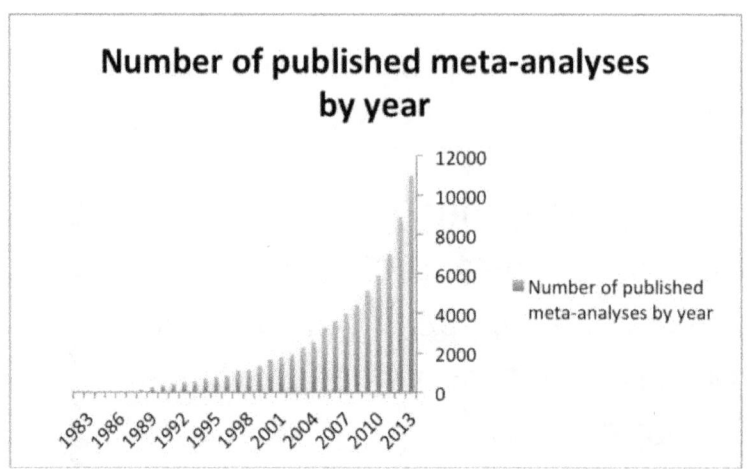

Det er svært at forestille sig, at denne kurve pludselig vil knække, og derfor er idéen om at et systematisk review og metaanalyse er nemt at publicere snart fortid, da der kommer så mange af dem. Tidsskrifterne står ikke længere på spring bare at der står "systematisk review" i overskriften og derfor vil det i fremtiden komme til at kræve en stærkere metode, for at få det publiceret.

PRISMA

I 2009 var der nogle meget dygtige metodologer, bl.a. Peter Gøtzsche fra Danmark, og statistikere der sammen udarbejdede en konsensus rapport de kaldte PRISMA – *Prefered Repporting Items for Systematic reviews and Meta-Analysis*. Det er selve opskriften på et systematisk review – det er den opskrift man følger og refererer til og som man kan finde utrolig meget hjælp i.

VELKOMMEN TIL CPO

PRISMA

- Preferred Reporting Items for Systematic Reviews and Meta-Analyses
- Accepted and demanded by most journals
- Tool for writing the review
- Also important when designing the study
- MOOSE (or PRISMA) for observational studies

PRISMA er deres statement, hvor i de har beskrevet de punkter de synes der er essentielle, når man skriver et systematisk review og som skal forme indholdet i fremtidens systematiske reviews. Det har de sammenkogt til en artikel, som er publiceret i 10-15 af de største og fineste tidsskrifter på jordens overflade bl.a. British Medical Journal, Lancet, PLoS Medicine, samt mange andre.

Preferred Reporting Items in Systematic Reviews and Meta-analyses (PRISMA)

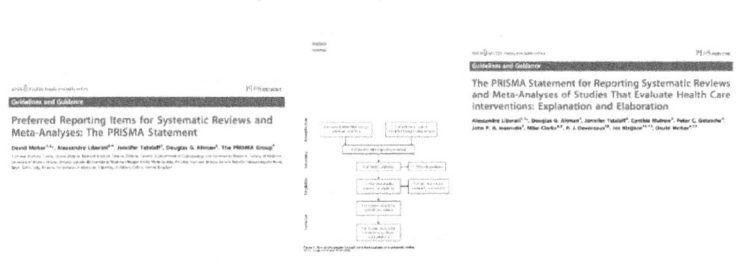

Derudover findes der et firefaset flowchart, der beskriver hvordan man har fundet frem til sin litteratur. Flowchartet beskriver hvor mange artikler der blev fundet i søgningen, hvilke blev ekskluderet (samt årsag hertil) og tilslut hvor mange man endte op med i sit systematiske review. Til PRISMA er der lavet en explanation and elaboration artikel, som afsnit for afsnit beskriver hvad der skal indgå og hvordan det skal skrives. Alle dokumenter kan findes på PRISMAs hjemmeside (www.prisma-statement.org). I de følgende afsnit vil der være eksempler på hvordan tingene kan stå.

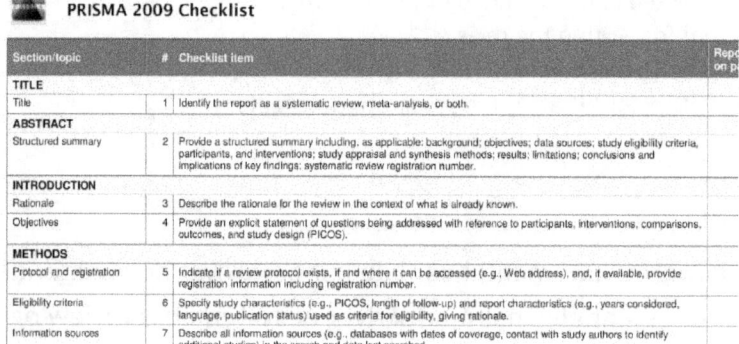

Titel

I titlen er det vigtigste at man husker at identificere sin artikel som systematisk review, metaanalyse eller begge dele. I PRISMA elaboration and explanation dokumentet opfordre de også til at gøre titlen så detaljeret som muligt, så man bl.a. også identificerer studietyper. Det er ikke dog ikke et krav.

TITLE and ABSTRACT
Item 1: TITLE. Identify the report as a systematic review, meta-analysis, or both.

Examples. "Recurrence rates of video-assisted thoracoscopic versus open surgery in the prevention of recurrent pneumothoraces: a systematic review of randomised and non-randomised trials" [20]

Abstract

Abstractet skal ifølge PRISMA have en lang række punkter, *context, objective, data sources, study selection, data extraction, data synthesis, results, limitations, conclusion, registration number*. Der er dog mange redaktører der fortrækker abstractet er opdelt i *introduktion, metode, resultater* og *konklusion*, hvorfor dette tit ikke bliver overholdt.

> *Context:* Several factors influence the risk of recurrence after inguinal hernia surgery. However, a comprehensive overview of the patient related risk factors for recurrence after inguinal hernia surgery has not been sufficiently systematically evaluated.
> *Objective:* To quantify the body of evidence on patient related risk factors for recurrence after inguinal hernia operation.
> *Data sources:* We searched MEDLINE, Embase and Cochrane databases in March 2013 for studies evaluating patient related risk factors for recurrence after inguinal hernia operation.
> *Study selection:* Observational studies (comparative and non-comparative) evaluating non-technical patient-related risk factors for recurrence after inguinal hernia surgery were included. Randomized controlled trials (RCT's) were not included, since it is not possible to randomize patients according to their non-technical patient-related risk factors.
> *Data extraction:* Two authors performed independent data extraction of relevant outcome variables and study quality indicators. The outcome variables were grouped in patient demographics (gender, age, weight/BMI, positive family history); hernia characteristics (hernia subtype, hernia size, recurrent operation, bilateral presence of hernia, mode of admission, hernia anatomy); connective tissue composition and degradation (pro-collagen I/III ratio, collagen I/III ratio, MMP-1, MMP-2, TIMP-2); habits (smoking, alcohol consumption, employment, postoperative time to return to work, ASA-class); and conditions and diseases hypothesized to be related to inguinal hernia recurrence (chronic obstructive pulmonary disease, varices, appendectomy, obstipation).
> *Data synthesis:* From a total of 5,061 records screened, we included a total of 40 observational studies enrolling 720,651 inguinal hernia procedures in 714,917 patients in the systematic review. Of the 40 studies, a total of 14 studies were included in eight meta-analyses evaluating gender, hernia type, hernia size, re-recurrence, bilaterality, mode of admission.

Introduction

En introduktion skal være kort og præcis. Nedenstående introduktion består af to afsnit. Den indeholder et *problem*, et *rationale* for hvorfor man har lavet sit studie, samt et *formål*. Det skal ikke være længere end det. Reviewet kommer længere nede, men ikke i introduktionen. Dog kan det variere fra tidsskrift til tidsskrift, da nogle humanistiske tidsskrifter ønsker enormt lange introduktioner, så hvis man sender dertil skal introduktionen selvfølgelig tilpasses til det.

RECURRENCE AFTER INGUINAL HERNIA repair still remains a clinical significant problem with 13 % of all groin hernia repairs being performed for recurrent hernias (1). The definitive reason for recurrence after inguinal hernia surgery remains unclear and it has not been possible to identify responsible single parameters or risk factors. The identified risk factors for recurrence range widely and include technical risk factors that are controllable such as surgical technical methods (2,3), methods of anesthesia (4), mesh-fixation techniques (5), surgeon experience and hospital volume (6–8). Furthermore, a wide range of non-technical patient-related risk factors which are not controllable such as the hernia type (9–11), mode of admission (12), family disposition (13), connective tissue composition and degradation (14,15), and habits such as smoking (16) and convalescence (17) all have been found to affect the risk of recurrence after inguinal hernia surgery in varying degrees.

problem

A comprehensive systematic overview of the non-technical patient-related risk factors for recurrence after inguinal hernia surgery is not available in the literature. These potential risk factors combined with the knowledge of the controllable technical risk factors for recurrence could reduce the recurrence rate and hereby reduce patient related morbidity and procedure related complications. The purpose of this study was to provide a systematic overview of non-technical patient-related risk factors for recurrence after inguinal hernia surgery.

rationale

formål

Metode

Det systematiske review adskiller sig fra det narrative review på netop dette punkt. Det er transparens, åbenhed og systematisk, hvilket der ikke stilles krav om i det narrative review. I de gode og de bedste narrative reviews ved man stadig ikke hvordan de har fundet deres litteratur eller hvordan de har selekteret. I princippet kunne de tage de artikler de bedst kunne lide, dem der var nyest eller dem de lige kunne finde. I det systematiske review er der regler for alt. Det er kassetænkning og bare at følge opskriften.

Når man skriver systematiske reviews og metaanalyser er det generelt en god idé at finde et gammelt review der inkluderer samme studietyper som man selv inkluderer. Man kan herfra lade sig inspirere, ikke at man skal skrive af, men der bliver brugt mange standardfraser i et systematisk review. Det kan hjælpe til hvordan man skal formulerer litteratursøgning, dataudtræk, teori bag metaanalysen osv.

Første punkt er at redegøre for hvilke retningslinjer man har fulgt – PRISMA eller MOOSE. Hvis man er fornuftig skriver man "according to PRISMA and MOOSE whereever appropriated", da der næsten altid er en af de 27 punkter i tjeklisten der ikke overholdes.

PRISMA er bygget op så hver punkt i tjeklisten repræsenterer et underafsnit i titel, introduktion, metode, osv.

METHODS
This systematic review was planned, conducted and reported according to the PRISMA (Preferred Reporting Items for Systematic Reviews and Meta-Analyses) and MOOSE (Meta-analysis of Observational Studies in Epidemiology) guidelines whenever appropriate (18–20). Prior to data extraction and data analysis the protocol for the review including hypothesis, objective, literature search plan, analysis plan and inclusion and exclusion criteria of the review were registered at the PROSPERO trial registration site (registration number: CRD42013004790) (21).

The research question that drove this systematic review and meta-analysis was: Which non-technical patient-related risk factors affect the risk of recurrence after inguinal hernia surgery?

Study eligibility:
Study characteristics (PICO(S)): The type of participants (P) that were of interest, were human adults (minimum of 18 years of age)

Protokol

Når man laver et systematisk review, er det en god idé at bruge 3-4 timer på at skrive en kort *protokol* og uploade den på PROSPERO. I protokollen redegøres der for hvad hensigten er med det systematiske review.

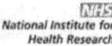
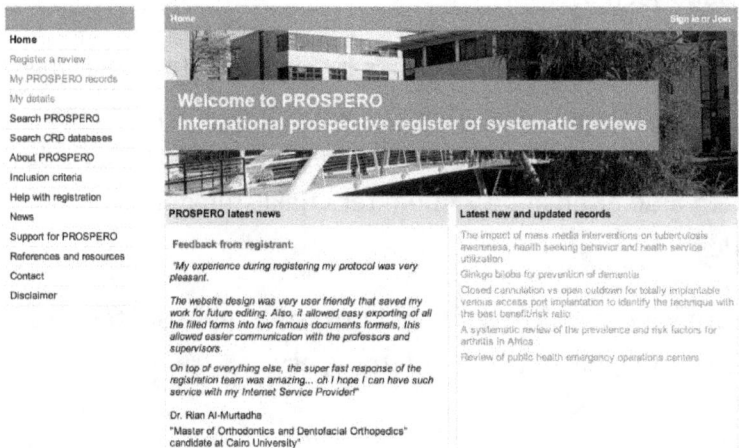

Indeholder en arbejdstitel (er ikke bindende), forskningsspørgsmål, valgte metode, en søgestreng, hvilke studie typer der inkluderes samt outcomes. Det er ting der på dette tidspunkt skal være klar og som alligevel skal med i det systematisk review, og derfor lige så godt kan ligge frit tilgængeligt, da det øger transparensen betydeligt. Når protokollen godkendes (indenfor få dage) får man et unikt registreringsnummer, som kan skrives i reviewet og som redaktører bliver rigtig glade for. Det er endnu ikke et krav til systematiske reviews, men bliver det sandsynligvis i fremtiden. Protokollen uploades på PROSPEROS hjemmeside (www.crd.york.ac.uk/PROSPERO/). Det er gratis at registrere sig og meget simpelt. Det eneste de kræver, er navn og e-mail adresse også kan protokollen registreres. På hjemmesiden er det også muligt at søge på andre registrerede protokoller og dermed sikre sig, at der ikke er andre der er gået i gang eller er ved at få publiceret lignende review.

Eligibility criteria

PICO(S) står for population, intervention, comparison, outcome også kan S stå for enten studietyper eller –design. Man skriver hvilken gruppe af patienter man kigger på (P), hvor der er lavet netop denne intervention (I) og sammenlignet med dette (C) outcome (O), i f.eks. RCT'ere (S). Det er også dette man har brugt til at lave sin søgestrategi.

> with inguinal hernias that were eligible for operation. The intervention (I) of interest was inguinal hernia surgery (acute or elective). The comparison (C) of interest was the patients with risk factors versus patients without risk factors leading to higher or lower risk of recurrence. The outcome (O) of interest was clinical recurrence or reoperation due to recurrence after inguinal hernia surgery. The study types (S) of interest that investigated these outcomes were comparative or non-comparative observational studies as described by the MOOSE statement (20), due to the nature of the comparison and outcome. We excluded the following study types based on design: meeting abstracts, editorials, letters-to-editors, case-reports and randomized studies. Furthermore, we excluded studies performed in children (defined as younger than 18 years of age) and studies focusing on other hernias than inguinal hernias. We chose not to include randomized controlled trials (RCT's) in this review, since it is not possible to randomize patients according to their non-technical patient-related risk factors.
>
> *Study reports characteristics:* No restrictions were made regarding time of publication. We included only studies in English, and only published records with available data (no submitted or in press publications). We included only articles, which could be obtained in fulltext either by electronic access or by contacting the responsible corresponding author.

Under *study characteristics* beskriver man de begrænsningerne man har lavet i sin søgning. I de ovenstående eksempel har der f.eks. ikke været nogen begrænsninger for hvornår det er artiklerne er udgivet, dog er sproget begrænset til engelsk. At begrænse sproget til engelsk kan dog til tider være et problem hvis der er mange studier skrevet på et andet sprog. Hvis man skal have oversat alle artikler kan det til gengæld medføre kapacitetsproblemer.

Search strategy, study identification and study selection process

Hele søgestrengen fra minimum en database skal med i artiklen for den følger PRISMA guidelines.

Man begynder sit afsnit med at forklare hvilke databaser man har lavet sin søgning i. Derefter supplerede man sin søgning med artikler man har fundet fra en anden god artikels referencelister, dette kaldes snowball searching. Man skal huske at noterer disse artikler i sit flowchart.

Når man er færdig med sin litteratursøgning skal man i gang med screeningen. Før man går i gang frasorteres duplikater og artikler på andre sprog end engelsk. HUSK at notere hvor mange af hver, det skal med i flowchartet. Derefter screener man på titel og abstract. På dette niveau er det ikke nødvendigt at forklare hvorfor de ekskluderes. Herefter screenes de artikler man stadig finder relevante i fuldtekst, på dette niveau skal der dog forklaring på hvorfor de ekskluderes. Det vigtigste ved denne proces er at det gøres af to personer i to eksemplarer hver for sig. Det gør at der er to personer der er enige om at det er de relevante artikler man har fået med. De artikler man har været uenige om, diskuterer man, og hvis man stadig ikke er enig får man en tredje person til at kigge på det. Det er muligt at lave Kappa statistik på hvor enige man har været.

Search strategy, study identification and study selection process:

With no start date of the literature search and ending the literature search at June 7th, 2013 the following databases were searched: MEDLINE (using Pubmed access), Embase and Cochrane registers using the following search terms: inguinal hernia, recurrence, reoperation, second-look, risk factors using the Boolean operators AND, OR. The literature search strategy was developed by first author in relation with a professional medical research librarian and was conducted by the first author. For the complete detailed literature search, see Figure 1. The literature search was deliberately made wide in order not to overlook potentially relevant studies. We supplemented the literature search from the reference lists of the included studies as earlier described (22).

The potentially eligible records from the databases were imported into an Excel sheet (Office 2011, MicrosoftTM) where duplicates and non-English records were removed. The process of choosing studies eligible for inclusion in the review, commenced with a screening assessment of the title and abstracts of the records according to the abovementioned criteria. For records deemed eligible for inclusion or not eligible for exclusion, the fulltext articles were obtained and evaluated in detail. On the basis of this fulltext evaluation, it was decided whether or not to include the studies into the review and further on into the meta-analysis based on the reported data. Two reviewers (JB and HCP) performed each step of the abovementioned process and any differences were settled by discussion.

Data collection extraction og data items

I dette afsnit beskriver man ord for ord, hvordan de inkluderede artikler er screened for variable og hvilke variable der er ekstraheret.

Data collection, extraction, and data items:
All of the included studies were initially screened to identify all reported patient related risk factors for recurrence after inguinal hernia surgery (i.e. variables). After this initial screening to identify reported variables, data were extracted with regard to whether the studies reported the outcome for each variable on a study level. Two reviewers (JB and HCP) performed this independently and data were kept electronically in duplicate. Differences were settled by discussion.

The collected study data were: study design, statistical methods, number of participants and number of inguinal hernia procedures. The outcome for all included outcome variables was that the studies had to evaluate clinical recurrence or reoperation due to recurrence (yes/no) after inguinal hernia surgery. However, the type of hernia at recurrence did not have to be an inguinal hernia and could also be another type of groin hernia (femoral hernia, pantaloons hernia), since we focused on the risk of recurrence after inguinal hernia surgery instead of the type of hernia at recurrence. The extracted outcome variables (patient-related risk factors for recurrence after inguinal hernia surgery) were:

- patient demographics (age, gender, weight/body mass index (BMI), positive family history of inguinal hernia occurrence/operation (defined as first degree family members having either inguinal hernia surgery or inguinal hernia diagno-

Risk of bias

Risk of bias er ikke det samme som kvaliteten af studiet, men bliver ofte blandet sammen. Man kan f.eks. have lavet det perfekte case-kontrol studie - der er blindet og forsøgt matchet i grupperne, men det vil stadig "kun" være et case-kontrol studie og derfor fuldt med bias, dvs. at det kan være at høj, høj kvalitet, men samtidig indeholde en masse bias. Har man inkluderet observationelle studier bruger man Newcastel-Ottowa scale, mens man bruger Cochrane tool for assessing bias, hvis man har inkluderet RCTer. Risk of bias er et relativt nyt begreb.

Assessment of methodological risk of bias and outcome quality:
For detecting bias on a study level, we used the Newcastle-Ottawa scale (NOS) risk of bias assessment tool developed for evaluating bias in comparative and non-comparative observational studies (25) as recommended by the Cochrane collaboration (26). The NOS is a "star-based" assessment system (range 0-9) where higher scores indicate lower risk of bias in the study and lower scores indicate higher risk of bias. The NOS is adapted to either case-control studies or cohort studies and evaluates three topics: selection of participants (maximum of 4 stars), comparability of study groups (maximum of 2 stars) and outcome assessment (maximum of 3 stars). The NOS was at each study compiled to assess the methodological aim of this review (patient related risk factors predicting recurrence after inguinal hernia operation), and not necessarily for the main outcome of the included articles as stated by the authors. To simplify the interpretation of the NOS assessment scores, we defined a NOS score of 1 – 3 as high risk of bias, 4 – 6 as moderate risk of bias and 7 – 9 as low risk of bias. The NOS assessment was performed unblinded by two reviewers (JB and HCP) and discrepancies were settled by discussion. The compiled NOS score was presented as median and range.

I PRISMA's explanation and elaboration artikel fra midten af 2009 skriver de, at de introducerer et nyt term for mange læsere – risk of bias. Det betyder at systematiske reviews fra før 2009 har brugt andre redskaber til at vurdere risk of bias, hvilket er vigtigt at huske på når man læser disse reviews.

Box 4. Study Quality and Risk of Bias

In this paper, and elsewhere [11], we sought to use a new term for many readers, namely, risk of bias, for evaluating each included study in a systematic review. Previous papers [89,188] tended to use the term "quality". When carrying out a systematic review we believe it is important to distinguish between quality and risk of bias and to focus on evaluating and reporting the latter. Quality is often the best the authors have been able to do. For example, authors may report the results of surgical trials in which blinding of the outcome assessors was not part of the trial's conduct. Even though this may have been the best methodology the researchers were able to do, there are still theoretical grounds for believing that the study was susceptible to (risk of) bias.

Når kvaliteten af studierne skal vurderes bruges et program der hedder GRADE. Der er regler for hvordan studier kan down- og upgrades, men har man bruge for at gøre det en god idé at sætte sig ind i det. GRADE er et gratis program og kan hentes på Cochranes hjemmeside.

NOS assessment was performed unblinded by two reviewers (JB and HCP) and discrepancies were settled by discussion. The compiled NOS score was presented as median and range.

Evaluating the general quality of each of the outcome variables, we used the GRADE (Grading of Recommendations Assessment, Development and Evaluation) profiler assessment tool (GRADEpro vers. 3.2). The GRADE assessment tool uses factors that can "downgrade" the quality of the outcome measurement and factors that can "upgrade" the quality of the outcome measure. The downgrading factors are risk of bias (compiled NOS score < 7), inconsistency (heterogeneity measured by the I2 statistics), indirectness, imprecision of the effect estimate, and publication bias (visualized from the funnel plot). The upgrading factors are large effect estimates (RR > 2), confounding changes of the effect estimate that lowers the effect estimate and occurrence of a dose response gradient. The GRADE tool then assesses each outcome variable to be an either very low, low, moderate, or high quality outcome. Observational studies by definition produce low quality outcomes measured by GRADE due to the risk of bias and confounders in the studies, in contrary to randomized controlled trials that automatically produce high quality outcomes.

Results

Resultatafsnittet i et systematisk review minder meget om resultatafsnittet i en original artikel – man skal i virkeligheden se det som en original artikel, hvor man i stedet for originaldata har taget data fra andre artikler.

Study selection

I dette afsnit fortæller man læseren hvordan man har udvalgt de studier der indgår i det systematiske review. Det er essentielt at der er høj gennemsigtighed. Læseren skal kunne gennemskue hvordan man har gjort og det skal være reproducerbart, i princippet skal de kunne følge "opskriften" og få præcis de samme studier ud.

Til dette bruges det klassiske PRISMA flowchart, som er en obligatorisk del af et systematisk review.

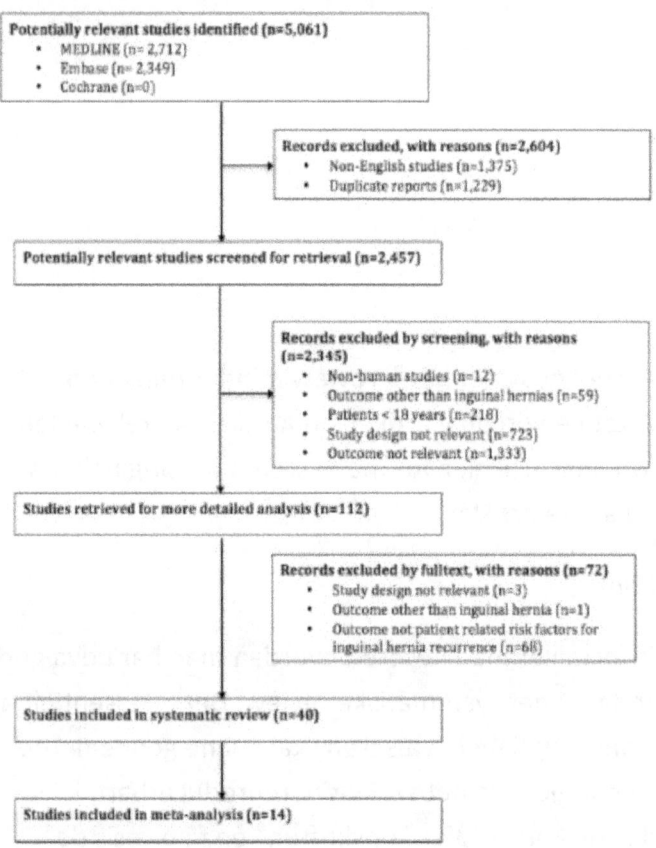

Fig 2. Flow chart of study selection process.

Flowchartet udfyldes helt slavisk, man starter øverst oppe med at noterer hvor mange hits man fik i de forskellige databaser under søgning. I dette eksempel søgte vi i MEDLINE, Embase og Cochrane. Derefter ekskluderes dupletter. Man noterer hvor mange dupletter der var, derefter hvor mange titler og abstracts der screenes og hvor mange der ekskluderes. På dette niveau behøver man ikke redegøre for hvorfor man ekskluderede dem. Herefter skriver man hvor mange artikler der blev hentet i hele sin længde, hvilke der blev inkluderet og hvor mange der blev ekskluderet og hvorfor de blev ekskluderet. Tilslut skriver man hvor mange man endte med at have med i sit systematiske review og metaanalysen. Det er ikke nødvendigt at skrive så meget om dette i brødteksten, blot henvise til figuren.

Study characteristics

> RESULTS
>
> The literature search yielded 5,061 potentially relevant studies and after duplicates and non-English studies had been removed, a total of 2,457 potentially relevant records were screened (Figure 2). From these, a total of 112 studies were retrieved in full-text and 40 studies were included in the systematic review covering a total of 719,901 procedures in 714,167 patients. A total of 14 studies (9–14,16,27–33) were eligible for inclusion in eight different meta-analyses evaluating gender, age, hernia type, hernia size, re-recurrence, bilaterality, mode of admission and smoking as risk factors for recurrence after inguinal hernia surgery. The studies included in the meta-analyses covered a total of 378,824 procedures in 375,620 patients. A total of eight studies (9,32,34–39) reported data exclusively from 37,177 recurrent inguinal hernia procedures in 36,859 patients, the remaining 35 studies focused on primary inguinal hernias.

Dette afsnit svarer til patientdemografi i et originalstudie, hvor man forklarer hvor gamle patienterne var, hvor meget de vejede, hvad kønsfordelingen var, osv. Dette skal også gøres for de inkluderede studier. Det kan gøres på mange måder. I det nedenstående eksempel er det gjort med tekst, hvor man beskriver antallet af studier, studietype, hvilke procedurer der blev lavet, hvor mange patienter der var, hvilke patientkarakteristika der er, osv. Man skal vælge de ting der er relevante for ens studie. Det kan nemt blive meget omfattende med meget tekst og derfor kan det også være en god idé med en tabel, især hvis studierne ikke er sammenlignelige eller der f.eks. randomiserede studier, hvor der er to grupper, intervensions og kontrol gruppen og de ikke fået samme behandling.

TABLE 1. Characteristics of included randomized, controlled trials comparing perioperative nonsteroidal anti-inflammatory drugs with control

Source	Analgesia in intervention group (n)	Analgesia in control group (n)	Dosage and route of administration of NSAID	First dose	Duration
Chen et al, 2005[23]	Ketorolac and morphine PCA (41)	Morphine PCA (38)	120 mg in 100 mL IV PCA (2 mL bolus with 10 min L/O)	PACU	Until pain scores <3
Schlachta et al, 2007[24]	Ketorolac and morphine PCA (22)	Placebo and morphine PCA (22)	30 mg IV every 6 h	PACU	48 h
Sim et al, 2007[26]	Valdecoxib and morphine PCA (40)	Placebo and morphine PCA (39)	40 mg PO every 6 h	Preop	120 h
Xu et al, 2008[27]	Flurbiprofen and patient-controlled epidural (morphine and ropivacaine) (20)	Placebo (intralipid) and patient-controlled epidural (morphine and ropivicaine) (20)	1 mg/kg IV, 2 doses	Preop	6 h postop
Chen et al, 2009[28]	Ketorolac and morphine PCA (55)	Morphine PCA (55)	120 mg in 100 mL IV PCA (2 mL bolus with 10 min L/O)	PACU	Until pain scores 0
Wattchow et al, 2009[22]	Celecoxib (74) or diclofenac (69) and morphine PCA	Placebo and morphine PCA (67)	100 mg PO every 12 h 50 mg PO every 12 h	Preop	7 d or discharge

PCA = intravenous patient-controlled analgesia; IV = intravenous; PO = per os (by mouth); L/O = lock-out period; PACU = postanesthetic care unit; preop, preoperatively; NSAID = nonsteroidal anti-inflammatory drug; postop = postoperatively.

Risk of bias within studies

I dette afsnit laver man risk of bias for de studier man har med. Det er ikke alle studier, som det giver meningen at lave risk of bias for og i disse tilfælde skal der argumenteres for hvorfor man *ikke* laver risk of bias. Som tidligere nævnt bruger man Cochrane tool for assessing risk of bias til RCT'er og Newcastle-Ottowa scale til observationelle studier. Tidligere brugte man et redskab der hed Jadad score, men det er ved at høre fortiden til.

Nedenstående figur er Cochrane risk of bias. Den laves i Cochrane og kan sættes direkte ind i reviewet. Grøn betyder at der er low risk, rød at der er high risk of bias, mens den gule betyder at det er ukendt hvor meget risk of bias der er.

	Sanders 1983	Goodwin 1986	Dodd 1985	Cooper 1987	Baylis 1989	Barry 1988	
	+	+	+	+	+	+	Random sequence generation (selection bias)
	+	+	?	?	+	−	Allocation concealment (selection bias)
	−	+	+	−	+	+	Blinding of participants and personnel (performance bias)
	−	+	+	−	+	+	Blinding of outcome assessment (detection bias) (patient-reported outcomes)
	?	+	+	?	+	+	Blinding of outcome assessment (detection bias) (all-cause mortality)
	−	+	+	−	?	+	Incomplete outcome data (attrition bias) (short-term [2-6 weeks])
	−	+	−	−	?	−	Incomplete outcome data (attrition bias) (long-term [> 6 weeks])
	−	+	?	+	+	−	Selective reporting (reporting bias)

Cochrane er det bedste redskab til rådighed til vurderingen af bias, men det er stadig meget subjektivt og en vurderingssag. Der er mange spørgsmål hvor man skal svare på om man har på fornemmelsen eller føler at der er problemer med randomiseringen. Dette skal man som læser være opmærksom på når man læser bias vurdering i et systematisk review.

Man kan også lave tabeller over risk of bias, men hvis man har mange studier med, kan det hurtigt blive meget omfattende, og det er som regel heller ikke noget som redaktøren er specielt interesseret i. Tabeller kan derfor give en selv et godt overblik, hvorefter man kan koge det sammen til et par sætninger, som kan være i starten af resultatafsnittet.

PRISM

A er bygget op, så punkt 20 er den kvalitative syntese, en beskrivelse af resultaterne, og punkt 21 refererer til metaanalysen. Dog er det ofte ikke så opdelt i en artikel, hvis man f.eks. har mortalitet eller et andet outcome, vil man blande den kvalitative analyse med resultaterne fra en metaanalyse, hvis man har haft mulighed for at lave sådan en. I de tilfælde hvor man har mulighed for at lave en metaanalyse præsenterer man det typisk i et forest plot. Review manager er det program man bruger til at lave forest plots. I programmet indtaster man resultaterne fra de individuelle studier og resultatet er et vægtet gennemsnit af alle studierne, hvilket er en måde at præsenterer det kvantitativt på.

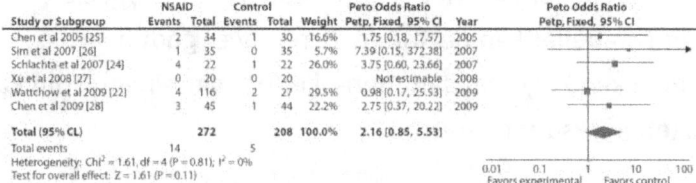

FIGURE 2. Forest plot and data table for anastomotic dehiscence.

Nedenstående eksempel handler om køn (gender) er en risikofaktor for recediv af hernier. Det består af et forest plot og tilhørende tekst. Hvis man som i dette eksempel laver en metaanalyse, vil alle artikler indgå i det systematisk review, men blot en delmængde vil blive brugt i metaanalysen. I den beskrivende tekst starter forklarer man først metaanalysen, da det er de vigtigste.

I resultatafsnittet skal indgå:

- En beskrivelse af de inkluderede studier
- En beskrivelse af studierne i metaanalysen
- NOS score med median og range
- Metaanalyseresultater: relativ risiko, konfidensinterval, p-værdi
- Kvaliteten af studierne i GRADE
- Prosatekst for de resterende studier der ikke indgår i metaanalysen

Er det muligt at lave et systematisk review hvor halvdelen er randomiserede studier og den anden halvdel er observationelle studier?

Ja, det er muligt, men det er sværere. Dog bør man tillægge randomiserede studier mest betydning i forhold til observationelle studier, da risk of bias er mindre i RCT'er end i observationelle studier.

Risk of bias across studies

GRADE for studierne rapporteres under dette punkt.

Diskussion

Det vigtigste man skal huske på er, at man skal gøre det kort. Ligesom i en original artikel, så skal resultaterne tale for sig selv.

Diskussionen skal deles op i tre afsnit, basic findings, limitations og conclusion.

I *basic findings*, skriver man de centrale, meste vigtige resultater man har fundet.

Limitations skal i virkeligheden indeholde både strength and limitations. Dette afsnit adskiller sig fra en original artikel, da man både skal summere styrker og svagheder i på studieniveau og på reviewniveau. Det betyder, at man skal tage stilling til kvaliteten og bias af de studier der indgår, men man skal også kigge på den metode man selv har brugt til at lave sit review.

Konklusionen skal der tages højde for kvaliteten i evidens, dvs. hvilke studier kan der lægges mere vægt på end andre. Metaanalyser vejer højere på vægtskålen end de enkelte studier.

Discussion section

- Basic findings
- Limitations
  - Study/outcome level
  - Review level (methods)
- Clinical perspectives
- Conclusion
  - Reflects quality of evidence

METAANALYSE

Dette er et afsnit om metanalyse. Den korte version af, hvordan en metaanalyse laves er, at man i forbindelse med dataindsamlingen til et systematisk review samler så meget systematisk evidens inden for et område man kan opstøve. Disse fund bruges, lægges sammen og vægtes. En analyse af disse tal og resultatet af disse er en metaanalyse. Studierne hver for sig godt kan mangle gennemslagskraft eller publikationsstørrelse til at vise en forskel, men hvis de data for flere studier lægges sammen, og man laver en analyse af den samlede mængde evidens, så kan det godt være, at der kan påvises en forskel.

En vigtig pointe er også, at de studier man kigger på har sammenlignelige outcomes, så de resultater man samler sammen er blevet målt på samme måde. Det er en statistisk kombination af resultater fra flere studier lagt sammen. Det er altså studier der ligner hinanden og de skal helst have de samme slags patienter, undersøge den samme behandling og have samme outcome. Et eksempel er, hvis man vil undersøge effekten af blodfortyndende behandling i forhold til patienter med AMI. I det tilfælde skal man have nogle studier, hvor patienterne er sammenlignelige og man kigger på dødeligheden. Dermed kan man tage resultaterne fra studierne og lægge dem sammen, således at alle patienterne fra de fundne studier lægges sammen og så svarer det lid til, at man har lavet et stort samlet studie med alle patienterne tilgængelige. I den perfekte verden er studierne fuldstændig sammenlignelige, men sådan er det sjældent i virkeligheden. Dette er metaanalysens udfordring og gør den lidt vanskelig. Hvis man øger antallet af patienter, så øger man Power for metaanalysen. Det er med til at afgøre om man kan finde en betydelig forskel og øge nøjagtigheden, at man har mange patienter med. Dette gør konfidensen mere snæver og giver et mere præcist estimat. Det er de to ting der sker, når man laver en metaanalyse, idet resultaterne fra flere studier samles.

> **What is a meta analysis?**
>
> - Statistical combination of results from 2 or more studies
> - Advantages:
>   - Can increase power (minimize false-negative results)
>   - Can increase precision (smaller confidence intervals)

Hvorfor skal man så lave en metaanalyse? Systematiske reviews og metaanalyser bliver lavet mere og mere hyppigt, nærmest en eksponentiel stigning i antal, i løbet af de sidste par år. Der er kommet fokus på deres gennemslagskraft. Hvis man har nogle studier af høj kvalitet, kan man lige så godt samle den gode evidens på området og give et endeligt svar på, hvordan vi skal gøre og hvad behandlingen skal være. Man står overfor et klinisk spørgsmål, fx om man skal give blodfortyndende behandling til patienter med AMI, hvorefter man samler resultater fra tilgængelige, sammenlignede studier og kigger på dem i en metaanalyse for at give et endeligt svar.

Why perform a meta-analysis?

1. Final answers
2. Clinical impact
3. Estimate effect size
4. Settle discussion

Metaanalysen er en overbygning af det systematiske review. Når man har lavet sit systematiske review, og har samlet al evidensen og udvalgt studier, sidder man tilbage med nogle studier der beskriver et specifikt klinisk spørgsmål. I det systematiske review laver man en kvalitativ analyse, hvilket vil sige, at man kigger på, hvad resultaterne viser og efterfølgende prøver at beskrive det. Metaanalyse er den kvantitative del, hvor man laver statistikken. En metaanalyse af et vigtigt klinisk spørgsmål kan altså få stor klinisk betydning og ændre behandlingen af patienterne. Ud over det kan man estimere Effect Size, der betyder, at når man laver statistikken, så kan man ikke blot finde ud af om blodfortyndende behandling er bedre for patienterne, men også, hvor meget det er bedre i forhold til dem der ikke har fået behandlingen. Metaanalysen giver dig altså også et effektmål. Et andet tidspunkt, hvor metaanalysen er relevant, er hvis man har broget evidens inden for et emne. I den forbindelse kan man forsøge at samle evidensen og give et bud på, hvad det viser samlet set.

Det er altså ikke særligt svært at lave en metaanalyse, men man skal vide, hvornår man ikke skal gøre det. Det er i virkeligheden det rigtig svære, og man skal derfor kende svaghederne ved at lave en metaanalyse. I den forbindelse er bias et rigtig vigtigt begreb. Hvis man har en masse bias i de studier man inkluderer, eller der er heterogenitet, betyder det, at er der variation imellem studierne i forhold til outcome og patienterne. Hvis der er bias, heterogenitet eller publikationsbias kan man ikke stole på en metaanalyse, og så skal man overveje at lade være med at lave den. Hvis man alligevel laver den, risikere man at snyde læseren og simpelthen få folk til at tro på noget som ikke er rigtigt. Af den årsag er biasanalyse en vigtig ting at foretage inden man går i gang med sin metaanalyse.

- Disadvantages:
    - May be misleading due to:
        Bias in studies
        Variation between studies (heterogeneity)
        Reporting bias

- Therefore, bias-analysis is important

Heterogenitet er det modsatte af sammenlighed, idet studierne ikke ligner hinanden, hvis der er høj heterogenitet. Når man har besluttet at lave et systematisk review og overvejer at lave en metaanalyse, skal man tage stilling til, om der er heterogenitet mellem studierne. Vi kigger på forskellige niveauer af heterogenitet. Der er klinisk heterogenitet, der beskriver forskellen i studiernes patientgruppe. Er det sammenlignelige patienter vi kigger på? Det kan også være interventionerne der er lidt forskellige. Hvis vi igen kigger på vores AMI patienter, så kan det være at der er en gruppe der er behandlet med acetylsalicylsyre, mens en anden er behandlet med Clavix. Det er ikke helt sammenlignelige grupper. Desuden kan måling af outcome være forskellig. Hvis man i et studie har målt mortalitet efter 1 år, mens et andet studie har målt efter 30 dage, så er der høj heterogenitet. Den metodologiske heterogenitet er, hvis der er forskel på, hvordan studierne er designet og hvor meget bias der kan være. Det er fx, hvis du har et studie der er enormt veldesignet uden risiko for bias, mens et andet studie er dårligt designet med risiko for bias. Hvis de viser forskellige resultater, kan det være på grund af bias.

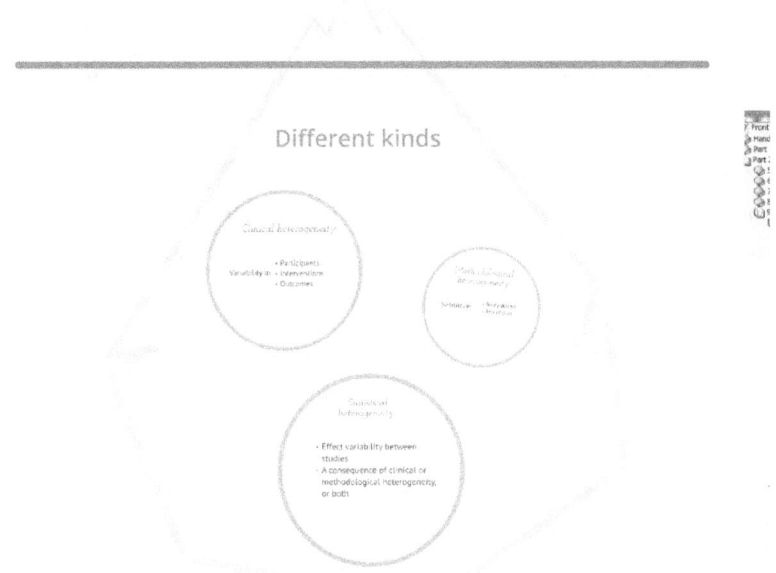

Heterogenitet er altså en størrelse man kan måle i en metaanalyse og ved at gå ind i Review Manager (fra Cochrane) og lave analysen kan man få et estimat af, hvad heterogeniteten er. Det hedder den statistiske heterogenitet og måles ved I^2. Så vi får altså en I^2-værdi ud af vores metaanalyse, der kan fortælle os om heterogeniteten blandt studierne. Vi får altså et mål for, om der er tegn på heterogenitet i patienterne, den kliniske heterogenitet, i studiedesign eller den metodiske heterogenitet.

Når man skal lave en metaanalyse skal man læse Cochrane's Handbook. Som søger helt enkelt efter metaanalyse, hvorefter kan finde kapitel. Det første der står i kapitel 9 er "Do not start here. It can't be tempting to jump prematurely in to the statistical analyse when undertaking a systematic review". Det handler om, at det er så fristende at trykke på den knap der giver alle resultaterne og den flotte figur, men man bliver simpelthen nødt til at læse kapitel 6-8. Kapitel 1-5 er ikke helt så væsentlige. Hvis man ikke har styr på ovenstående, så kan man komme til at lave mange fejlagtige fortolkninger og det er derfor man skal gå tilbage og læse om forudsætningerne inden man trykker på knappen. Så når man skal lave en metaanalyse skal man læse Cochrane's handbook som kan findes gratis på nettet ved at google "Cochrane Handbook". Når man har læst kapitlerne og tastet ind i Review Manager, kommer der disse ud;

Study or Subgroup	log[Odds Ratio]	SE	Weight	Odds Ratio IV, Fixed, 95% CI	Odds Ratio IV, Fixed, 95% CI
Bertelsen et al. 2010	0.30739077	0.35364652	1.3%	1.36 [0.68, 2.72]	
Chen et al. 2011	0.052592	0.277605	2.1%	1.05 [0.61, 1.82]	
Choi H-K et al. 2006	-0.1485	0.403828	1.0%	0.86 [0.39, 1.90]	
Cong et al. 2009	0.223943	0.376775	1.2%	1.25 [0.60, 2.62]	
Eriksen et al. 2005	0.47000363	0.17682326	5.2%	1.60 [1.13, 2.26]	
Kang et al. 2013	0.398776	0.049641	66.5%	1.49 [1.35, 1.64]	
Kim et al. 2009	0.60976557	0.666209	0.4%	1.84 [0.50, 6.79]	
Klein et al. 2012	0.50077529	0.17025375	5.6%	1.65 [1.18, 2.30]	
Krarup et al. 2012	0.3435897	0.11384875	12.6%	1.41 [1.13, 1.76]	
Lin et al. 2011	0.31481074	0.39641805	1.0%	1.37 [0.63, 2.98]	
Nisar et al. 2012	0.49469624	0.23816722	2.9%	1.64 [1.03, 2.62]	
Yamamoto et al. 2012	1.282876	1.113135	0.1%	3.61 [0.41, 31.96]	
Total (95% CI)			100.0%	1.48 [1.36, 1.60]	
Heterogeneity: Chi² = 5.31, df = 11 (P = 0.92); I² = 0%					
Test for overall effect: Z = 9.61 (P < 0.00001)				0.01 0.1 1 10 100 Favours males Favours Females	

De kaldes for Forrest Plots og repræsentere de studier man har inkluderet. Hver række er et studie. Et Forrest Plot laves for et outcome, fx mortalitet, og alle studier der måles mortalitet som outcome kan være med i metaanalysen. Effekten af studiet er angivet som log[Odds Ratio]. Odds ratio er et estimat.

Så er der vægten, hvilket er meget vigtigt. Du har resultaterne for studierne og Yamamoto har fundet ud af, at risikoen er 3,61 højere i den ene gruppe (Odds Ratio). Samlet set får man et totalt effekt estimat, hvilket betyder at man lægger hver studies effekt sammen og laver et vægtet gennemsnit af deres effekter. Man laver altså et vægtet gennemsnit ud fra studiernes effekt, hvor udgangspunktet er, at jo flere patienter der er med i et studie, jo mere vægtes det. Kort fortalt, jo flere patienter, jo mere vægt til studiet.

I figuren betyder størrelsen af firkanten noget for konficensintervallet, således at jo større firkant, jo mindre konfidensinterval. Et eksempel er studiet Kang et al., der vægtes 66,5 %, mens mange af de andre studier vægtes langt mindre. Det betyder at Kang et al. har en stor firkant pga. et smalt konfidensinterval. Det understreger, at metoden med kriterierne skal være i orden. For hvis Kang et al. studiet ikke måler det samme som de andre studier, så bestemmer det her studie altså, hvad der kommer til at ske. Man skal altså have helt klare linjer i forhold til, hvilke studier der inkluderes og ekskluderes.

Man læser figuren ved at man rent visuelt kigger ned, og så ser man, at det her favoriserer male og female. Hvis alle studiernes effekt ligger til fordel for det ene eller andet køn, som de gør i dette tilfælde (kvinder), kan det ses her. Det samlede effekt estimat er et diamantformet tegn, og giver os et samlet estimat af alle studierne med odds ratio på 1.48 med en meget, meget smal konfidentinterval på [1.36 – 1.60]. Hvis det havde haft et konfidensinterval som overlappede 1.00 var det ikke signifikant. Man kan kigge ned af figuren og se hvilke af studierne som er meget, meget små og hvilke der er meget, meget store, og om de ligger på den ene eller den anden side. Som man også kan se i figuren, så er I^2 præsenteres nederst i figuren er i dette tilfælde lig med 0 %, hvilket betyder at heterogeniteten er meget lav. Når den begynder at nærme sig de 30 %, så begynder p-værdien for Chi^2 at bliver signifikant, og så siger man at der er signifikant heterogenitet. Så når værdien for I^2 begynder at nærme sig de 30 % skal man overveje, hvordan det kan være, at der er heterogenitet.

Der er to forskellige tilgange til en metaanalyse som hedder random effects og en fixed effects model. Det kan gøre i Review Manager, men det er vigtigt at understrege, at man aldrig på pille studier ud på baggrund af resultater. Man må ikke pille resultater ud, som man ikke kan lide. Hvis studierne skal pilles ud, skal det være fordi der er ekstrem høj heterogenitet i studiet, enten pga. bias eller at studiet ikke er sammenligneligt med de andre. Review Manager tager altså ikke stilling til om der er bias i studierne, det er vores job. Så hvis man med gode argumenter kan sige, at der er for meget bias i et studie til, at man stoler på det, så skal det ikke med i en metaanalyse. Hvis det gælder alle studierne, så skal man overveje om man overhoved skal lave metaanalysen. Det eneste Review Manager tager stilling til er, om der er forskel på kontrol og interventionagruppen i forhold til outcome. Det kan ikke tage stilling til om der er bias, eller hvad årsagen til bias er. Forudsætningen for at kunne tage stilling til bias ved en eventuel høj I^2 værdi er, at man har lavet sin bias-analyse.

Hvis du ikke har nogen heterogenitet i dine studier og din I^2 er 0 %, så vil man vælge fixed effects modellen, idet det så entydigt er antallet af patienter i studierne der afgør, hvor meget studiet skal vægtes. Idet studierne er helt sammenlignelige er patientantallet det der afgør vægten. Hvis vi accepterer, at studierne er uenige, og vi tror, at det er pga. af, at de er forskellige i den måde de undersøger patienterne på, så kan man lave en random effects model. Det er en statistisk analyse, som Review Manager kan lave, der forsøger at tage højde for heterogenitet. Studierne bliver dermed ikke længere kun vægtet efter størrelsen, de bliver både vægtet efter størrelse og graden af uenighed mellem studierne. Heldigvis er det noget, programmet gør selv.

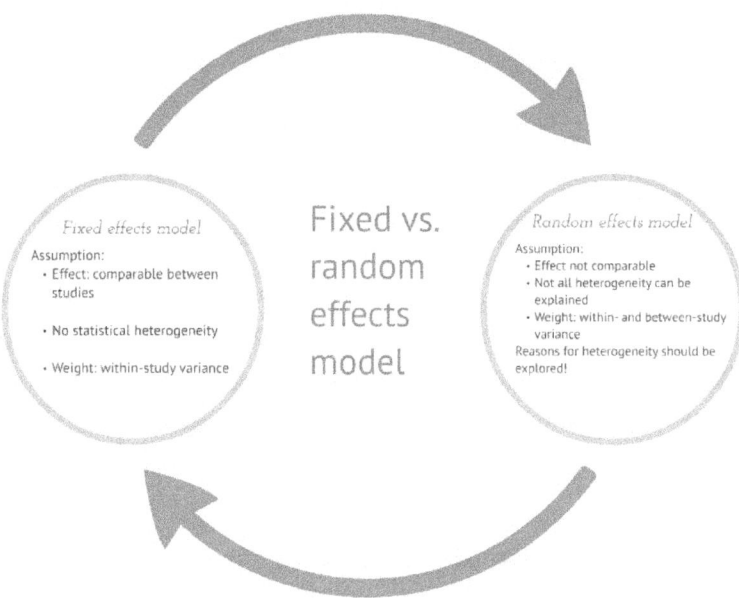

Hvis man har lavet en metaanalyse og man får de her høje I-værdier, så er det ikke nok bare at lave en random effekt og så rapportere det. Så skal man gå tilbage i studierne og prøve at læse metoderne igen. Er det de samme patienter, der er brugt? Har de målt outcome på samme måde? Er der nogle af studierne, der er behæftet med bias, som man på baggrund af skal tage ud af metaanalysen. Her er det i orden at gå tilbage og efterrationalisere når man finder ud af, at der er så høj heterogenitet. Man skal altså se sig for når man laver eller læser en metaanalyse og se om metoden er ordentlig.

Man kan godt foranlediges til at tro, at metaanalysen er lig med sandhed, og specielt hvis det er Cochrane. Det er det ikke. Man skal virkelig læse det med omhu og der er et stort grad af subjektiv vurdering, der går forud for beregningerne. Det er der man kan "fuske", og det er formentlig ikke med vilje, men det er det der gør, at nogle metaanalyser viser det ene og nogle viser andet. Så det er slet ikke objektivt, det er meget subjektivt. Groft sagt tager det 10 minutter at lave. Det er bare at taste nogle tal ind og trykke på den tast, der ligner en graf og så kommer det ud.

Vi kan også berøre emnet publikationsbias, hvilket er et meget vigtigt punkt i forbindelse med systematiske reviews og metaanalyser. Det er, når et studie ikke er blevet publiceret, hvis det fx ikke viste positive resultater. Forfattere er mere tilbøjelige til at submitte positive resultater, mens editor er mere tilbøjelige til at godtage positive studier. Det skaber altså en skæv fordeling af studier, hvor negative resultater muligvis bare lægges tilbage i skuffen af forskeren. I analysen af de samlede studier, vil de ligge i den ene side og klumpe sig sammen. Der mangler altså ligesom et eller andet, og det er så de studier man antager ikke er blevet publiceret, men som sandsynligvis burde være blevet det. Hvis disse studier ikke publiceres, så skaber det bias af ens estimat i retningen af, hvad der er blevet publiceret. Man får altså en falsk positiv ensretning af resultater. Mange kender til problemet, at få accepteret artikler med negative resultater eller resultater der ikke viser nogen forskel. Det er sværere at få ud, hvilket resulterer i, at nogle opgiver at få publiceret deres resultater. Hvis man kigger på den litteratur der er tilgængelig ude i databaserne, vil der være en overrepræsentation af positive studier, og dvs. at den sande mængde af studier kan være mere negativ ladet da der mangler negative studier, som aldrig er kommet ud. Så når man kigger på litteraturen, så bliver man snydt til at tro, at resultaterne faktisk er mere positive end de er. Det er publikationsbias.

VELKOMMEN TIL CPO

Publication bias

- Possibility of publication is related to results

- Positive/significant results easier published

- May overestimate effect

Se nu på denne figur.

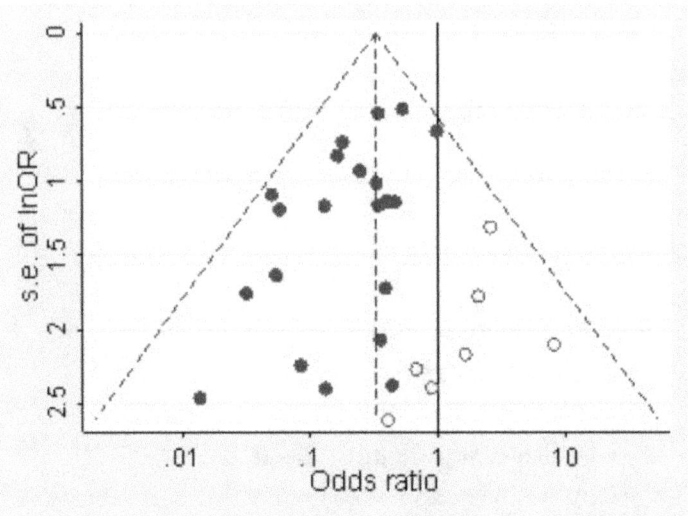

Den striplede blå streg i midten af pyramide-figuren viser den samlede effekt, mens Y-aksen repræsentere antallet af patienter. Jo større studiet er, jo mere præcist et estimat vil man få. De store studier der er med vil af statiske årsager samle sig mere og mere om den sande værdi, mens man i mindre studier kan have mange studier der viser positive og negative effekter med en meget større spredning. De små tomme prikker er mindre studier, og da de er til stede vil vi kunne sige, at der ikke er publikationsbias i dette tilfælde. De tomme prikker er fjernet på næste figur, hvilket repræsenterer et publikationsbias. Den lodrette streg gennem 1 (odds ratio) viser, det punkt på grafen, hvor der ikke havde været nogen effekt af behandlingen. Vores estimat ligger til venstre for denne, og vi har altså en effekt.

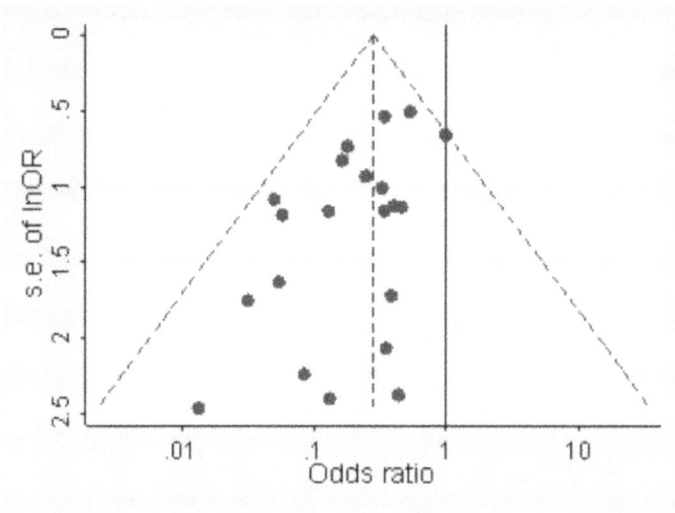

Hvis man laver sin biasanalyse og vurdere at studierne ikke har høj risiko for bias så laver du en metaanalyse. Hvis du så får en høj I^2 værdi, så kan det være uforklaret heterogenitet. Man kan ikke nødvendigvis forklare al heterogenitet, men så laver man en random effects model og rapportere dette, mens man tager forbehold for det i sin konklusion. Her siger man, at man fandt en signifikant effekt af den undersøgte behandling, men at heterogeniteten var høj og at resultaterne derfor skal fortolkes med forsigtighed. Derudover kommenterer man i resultatafsnittet for hvert outcome, hvor man har lavet et funnel-plot. Har der været tegn til publikationsbias eller ej. Det er ikke noget man kan ændre på, da studierne jo ikke er udgivet, men man kan forholde sig kritisk til, om der er tale om publikationsbias og om det kommer til at have indflydelse på den konklusion man når frem til.

Funnel plot er et udtryk for en biologisk variation. Hvis man laver studier uden, så skal man have en biologisk variation. Hvis man ikke kan vise den biologiske variation ved kun at have positive resultater med, så er der noget galt. Og hvis dit funnel-plot ikke ligner et juletræ, så er det fordi, at man ikke har et sandt udtryk for den biologiske variation.

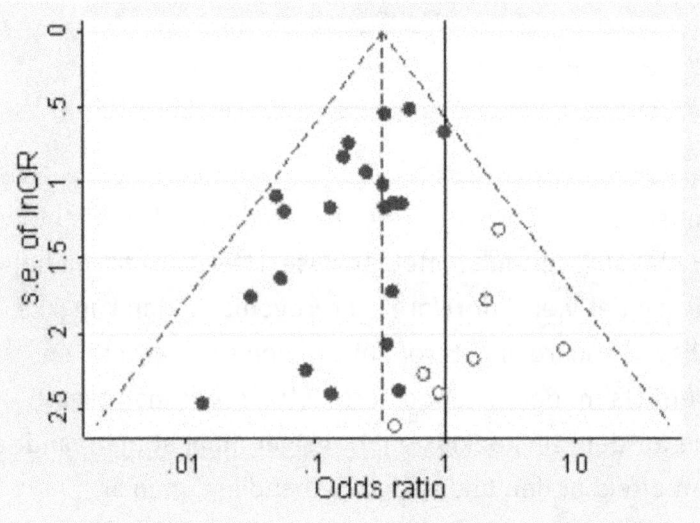

Det er kompliceret stof, men man kan sagtens gøre det, og hvis man er interesseret i det, så læs i Cochrane bogen. De er fremragende til at forklare det, og de forklarer det på en meget pædagogisk måde med en masse gode eksempler, så man kan sagtens komme igennem den.

HVORDAN LAVER MAN EN AFHANDLING

Jeg håber, at det er målet med meget af det, som vi går og laver, at vi skal lave en afhandling. Hvorfor skal man det? Hvorfor skal vi lave en afhandling? Grunden til at jeg spørger er, at man heller ikke skal underkende, at der selvfølgelig ligger nogle ambitioner bag, og det er fair nok. Det er også godt at lave en afhandling, hvis man sørger for at få den publiceret. Så er der faktisk nogen, som kan få glæde af det, og derfor flytter man forskningen et væsentligt skridt videre. Hvis man bare gør det, man gjorde meget for 20 år siden, hvor man lavede sin afhandling, og så afleverede man nogle eksemplarer til fakultetet, og så stod de på et eller andet støvet fakultet, og der var aldrig nogen, der nogensinde læste dem. Det er jo svagt. Så er det bedre i dag, hvor det er mere kutyme, at man faktisk også får sin afhandling publiceret. Så det vil jeg i hvert fald opfordre de af jer til, som sidder i den position eller kommer til dette, at virkelig satse på at det kommer ud som en publikation.

ph.d. (ca. 30 sider)

- preface
- delstudierne på en liste
- forkortelser
- introduktion
- baggrund
- metoder
- delprojekter
- diskussion
- perspektivering
- konklusion
- engelsk summary og dansk resumé
- referencer

Nu tager vi lige først, hvordan man opbygger en ph.d. Det kan gøres på forskellige måder. Jeg vil godt understrege, at dette bare er én måde at strukturere det på. De regler, der er udstukket fra universitetet, er ikke så klare på dette punkt. Der er en åbning for en vis form for individualisme her, og man kan godt gøre det på lidt forskellige måder. Det, jeg viser jer, er sådan vi plejer at gøre det i vores gruppe, og altså igen, det er åben for fortolkning. De 30 sider er ret faste, dette er udstukket fra universitet. Vi vil helst ikke have afhandlinger, der er meget længere. Et forord, noget med delstudierne på en liste, gennemgang af forkortelser, introduktion, baggrund, metoder, delprojekterne som jeg kommer tilbage til, noget diskussion, perspektivering og konklusion, et engelsk summary og et dansk resume og en referenceliste. Det er inddelingen.

preface

- alt det personlige, tak til konen og hunden etc etc
- foreligger normalt IKKE ved submission til universitetet
- trykkes kun i den trykte udgave af afhandlingen
- skal ikke med i DMJ

Forordet indeholder alt det personlige med tak til alle dem, der har hjulpet. Det er kun til den trykte udgave, som ligger på bordet ved selve forsvarshandlingen, og det bliver heller ikke trykt, hvis man får trykt sin afhandling i Danish Medical Journal. Det kommer ikke med. Forord er noget personligt, som kun hører til i den trykte udgave. Det skal heller ikke med i det materiale, som afleveres til universitetet, så bedømmerne ser det ikke i deres bedømmelses-proces.

delstudierne på en liste

- skrives som referencer og de gives numre, så man kan referere til dem i teksten
- undertiden anvendes romertal, og undertiden almindelige tal som er de samme i referencelisten

Derefter kommer delstudierne på en liste. De skrives op som referencer, og de skal gives numre, så man kan referere til dem i teksten i afhandlingen. Nogle gange bruger man romertal, nogle gange almindelig tal. Jeg synes personligt, at det er smartere at bruge almindelige tal, og så er det bare en del af referencelisten, det er de første 5 numre af referencelisten, hvis der indgår 5 studier, men det er åben for, hvad man selv vil her. Det ligger blot fast, at der skal være en liste over afhandlingens delstudier.

forkortelser

- prøv så vidt muligt at begrænse brugen af forkortelser!
- ved flere end 5, kan man lave en tabel over dem her i starten af afhandlingen

Hvis man bruger mange forkortelser, så har man typisk en liste med forkortelserne, men prøv at begrænse det så meget som muligt, fordi det nedsætter læsehastigheden for de stakkels læsere, som vi trods alt skriver til – så prøv at droppe alle forkortelser, hvis det er muligt.

introduktion

- sætte scenen for læseren
- ligesom intro til en artikel
- vigtigt at understrege
  - den kliniske problemstilling
  - den aktuelle evidens, og derved hvad mangler
- formålet med afhandlingens studier

Herefter kommer introduktionen, hvor man sætter scenen for læseren. Det svarer lidt til en introduktion i en artikel. Man giver kort baggrunden, hvilke data og hvilken evidens findes på dette område. Det skal dog ikke være en oversigtsartikel her i introduktionen, så prøv at begrænse det så meget som muligt. Afsnittet skal blot bruges til at guide læseren ind i emneområdet. Det er vigtigt at understrege de vigtigste problemstillinger og specielt forankringen i en praktisk klinisk hverdag. Det gør det nemmere at forstå for læseren, hvis man prøver at sætte det i relief til noget, der er håndterbart.

Efter baggrundsafsnittet følger et særskilt afsnit, hvor formålet angives så entydigt som muligt. Dette et specifikt målepunkt for bedømmerne i deres bedømmelse, nemlig, om man har opfyldt formålet med forskningsarbejdet. Så formålet med afhandlingen skal formuleres varsomt, meget præcist, og ikke bredere end at man kan stå inde for det i afhandlingens konklusion. Denne opbygning med et baggrundsafsnit og et afsnit med formålet svarer meget til opbygningen af introduktionen i en almindelig original artikel.

baggrund

- kun nødvendigt, hvis emnet er lidt kompliceret
- se det dog som en læser-service, så det er generelt en god idé

Undertiden følger herefter et større baggrundsafsnit. Dette er kun relevant i særlige tilfælde, hvor det er nødvendigt at gennemgå mere, end der var plads til i det mindre baggrundsafsnit. Man kan lave et særskilt baggrundsafsnit, hvis emnet er meget kompliceret, men det er heldigvis ikke så tit.

Metoderne

metoder

- har typisk en række subheadings – et til hver anvendt metode
- beskrive metoderne, ikke deres fordele og ulemper (dette hører til i diskussionen)

Undertiden er det nødvendigt at have et omfattende metodeafsnit, hvis man f.eks. har anvendt en række metoder, som kræver mere udførlig gennemgang, end man kan læse sig til i de enkelte delarbejder. Dette er ikke så tit tilfældet, men undertiden kan der have været noget regelret metodeudvikling undervejs, hvor det så kan være relevant at forklare dette mere detaljeret for læseren. Hvis man blot har anvendt standardmetoder, og hvor det hele står rigeligt udførligt i delarbejderne, så kan metodeafsnittet i afhandlingen udelades. Det kan dog være taktisk klogt at skrive noget om det rent forskningsmetodologiske, dvs. valgte metoder for randomisering, blinding etc. Endvidere er det en god idé at allokere en del plads til en gennemgang af de statistiske analysemetoder, og hvorfor de er valgt. Formålet med dette er at demonstrere videnskabelig modenhed overfor bedømmerne.

Delprojekterne

delprojekter

- hvert delprojekt gennemgås med formål, metode, resultater, konklusion og strengths/limitations
- resultaterne krydres med figurer/tabeller fra artiklerne
- må ikke være plagiat af artiklernes abstracts
- strengths/limitations er det vigtigste og fylder typisk en A4-side til hvert studie

Delstudierne gennemgås med formål, metode, resultater og konklusion. Kort – meget kort – og så strenght and limitations lidt længere. Grunden til det er fordi, at limitationsafsnittet er der, hvor man viser sin videnskabelige modenhed. Det er det, man bliver bedømt på. Den anden gennemgang af formål og resultater m.v. er bare en gentagelse fra artiklerne, så det er kun for at sørge for, at man kan læse afhandlingen uden at læse de bagvedliggende artikler. Limitations-afsnittet er der, hvor man viser, at man er forsker - at man har fået en forskeruddannelse. Typisk genbruger man nogle af figurerne og tabellerne fra artiklerne, men der skal søges om tilladelse fra tidsskriftet til dette, med mindre det er et open access tidsskrift, hvor man selv ejer copyright til materialet. Grunden til at medtage nogle af figurerne og tabellerne er igen for at man skal kunne læse afhandlingen i sin helhed uden nødvendigvis at skulle læse de bagvedliggende artikler.

I princippet må man ikke bruge de samme formuleringer fra teksten i delstudierne. Dette betegnes som selv-plagiering og er ikke tilladt. Sætningerne skal derfor omformuleres. Den nemmeste måde er selvfølgelig at diktere teksten på ny, hvorved der kommer et andet flow i sætningerne.

Strength and limitations er det vigtigste, og typisk fylder det en A4-side for hvert delstudie (eller mere). Det er her, man demonstrerer sin videnskabelige modenhed. Der stå allerede en del i artiklerne, men man kan i afhandlingen benytte muligheden for at udvide det. Det er væsentligt at gøre lige så meget ud af styrkerne som svaghederne. Der er selvfølgelig mange styrker ved studiet (helst flere end svagheder), og der ingen grund til at underspille dette.

Diskussionen

diskussion

- opbygges som i en artikel, dvs.
  - basic findings
  - 6-8 delafsnit afhængig af emnerne
  - sæt i relief i forhold til den øvrige litteratur
  - vis videnskabelig modenhed!
  - strengths/limitations behøver man ikke
  - perspektivering er meget vigtig, derfor i særskilt afsnit

Diskussionen opbygges fuldstændig som i en almindelig artikel. Man starter med basic findings, som er et afsnit om de vigtigste fund formuleret med prosa, dvs. uden tal eller p-værdier. Herefter kommer der nogle delafsnit afhængig af emnerne, og man sætter det i relief til den øvrige litteratur. Det er vigtigt, at man igen her i diskussionen demonstrerer den videnskabelige modenhed, for I skal vise, at I har gennemgået en forskeruddannelse, da ph.d. er en uddannelse. Ph.d.'en er ikke et spørgsmål om at vise noget nyt, ph.d.'en er en uddannelse, og det skal man vise ved at man har opnået videnskabelig modenhed. Man behøver ikke at gennemgå limitations her, for det har man gjort ved delstudierne, men i diskussionen handler det i stedet om kritisk at kunne vurdere den foreliggende litteratur.

perspektivering

- meget vigtigt afsnit
- vidner om overblik og modenhed
- perspektiver både nationalt og internationalt

Perspektiveringen er vigtig, fordi det igen viser modenhed. Det er vigtigt at perspektivere sine fund både nationalt og internationalt, og det er her, hvor man tit oplever, at man får kritik som ph.d. Det er, hvis man kun kigger snævert. Man må ud over rampen og se det i et større perspektiv.

Konklusionen

konklusion

- hvad har du fundet
- future studies

Konklusionen er rimelig simpel. Det drejer sig om at resumere helt kort, hvad man har fundet, og så pege på fremtidig relevant forskning indenfor emneområdet. Husk at konklusionen skal passe med formålet i staren af afhandlingen. Dette er selvsagt essentielt.

Summary og resumé

engelsk summary og dansk resumé

- de skal være 100% enslydende
- ikke for mange detaljer
- målgruppen for det danske er lægfolk
- målgruppen for det engelske er PubMed
- derfor eneste omfangskrav er < 10.000 tegn for det engelske
- det engelske skal til DMJ, ikke det danske

Summary og resumé skal være fuldstændig ens undtaget sproget, men ellers en kopi af hinanden. Ikke for mange detaljer, målgruppen for det danske er lægfolk, og den engelske målgruppe er PubMed. På PubMed har man en omfangsgrænse på 10.000 enheder tekst, så der er rigelig med plads at boltre sig på. Det er jo ikke meningen, at man skal skrive 10.000 enheder, det er bare for at sige, at man ikke behøver at tænke så meget over længden af summary – det er fuldstændig lige meget, bare skriv. Når afhandlingen publiceres i Danish Medical Journal, så sendes det engelske summary til PubMed. Det danske resumé publiceres ikke i Danish Medical Journal, og anvendes således udelukkende i den trykte afhandling.

Referencelisten

referencer

- dette er testen for din videre karriere...
- nul fejl!!!
- skrives i UFL-style, da afhandlingen ender i DMJ, dvs. f.eks.
  - Hansen A, Jensen B, Petersen C, et al. Effect of snoring on blood pressure in African elephants. J Clin Snor 2001; 106: 453-7.

Man kan vel ikke sige det nok – 0 fejl. Man bliver simpelthen nødt til at tage det alvorligt. Det skal være pinligt nøjagtigt, og referenceprogrammerne fungerer ikke til det her. Det fungerer fint til at flytte numrene med, hvis man flytter rundt på sætninger eller afsnit, men de laver fejl alle sammen. Alle referenceprogrammer laver fejl, så man er nødsaget til at gå det igennem med tættekam. Der må ikke være en eneste fejl i referencelisten. Hvis du publicerer din afhandling i Danish Medical Journal, så skriver man referencerne i den stil som Ugeskrift for Læger bruger. Det er en lille smule anderledes end Vancouver style forstået på den måde, at man kun har 3 forfattere, og så er der et al. Yderligere og er der ikke noget punktum efter tidsskriftet. Det er der i den normale Vancouver style, altså Medline formatet. Ellers er det det samme.

Disputats

disputats

§ 5. En doktorafhandling kan bestå af en afhandling eller flere afhandlinger, der er beslægtede i emnekreds eller metode. Består en doktorafhandling af flere afhandlinger, skal der tillige indgå en sammenfattende redegørelse for de forskningsresultater, forfatteren mener at have opnået.

dvs.
monografi (A-disputats) eller
B-disputats

Så vil der forhåbentlig være en del af jer, som har energi nok og har fået tændt den hellige ild til at køre videre og producerer en disputats. Derfor vil jeg kort gennemgå, hvordan man laver en disputats. Det adskiller sig lidt fra ph.d.'en. Der er en bekendtgørelse, hvor der står dette her (se figuren). En doktorafhandling består af en afhandling eller flere afhandlinger, som man kan kombinere. Det betyder i praksis, at man kan lave enten en A disputats, som er en monografi, dvs. en bog, hvor alle ens originaldata er med i en stor samlet publikation. Det er nok ikke sket på det sundhedsvidenskabelige fakultet i årtier. Vi har en anden tradition, og det er, at vi laver den såkaldte B disputats. B er ikke dårligere end A, det er ikke sådan man skal forstå det, men B disputatser er hvor man har flere afhandlinger, sådan hedder det i jurasprog, og afhandling i den forbindelse er en artikel. Det betyder, at en B disputats består af en samling af artikler og en sammenfattende redegørelse.

det væsentlige

Stk. 2. Tildelingen af doktorgraden skal være udtryk for anerkendelse af, at forfatteren har <u>betydelig videnskabelig indsigt og modenhed</u> og med sin afhandling <u>har bragt videnskaben et væsentligt skridt videre</u>, jf. § 5, stk. 2.

Det væsentlige står her i §5 stk. 2. Selvfølgelig skal man have betydelig videnskabelig indsigt og modenhed, men det er vigtigst, at man bragt videnskaben et væsentligt skridt videre. Det er der, det adskiller sig markant fra ph.d. området. Ph.d.'en skal ikke nødvendigvis bringe videnskaben videre, men det må den gerne selvfølgelig. Ph.d. er en uddannelse, hvor man redegør for sine opnåede kompetencer i en afhandling til sidst. Sådan er ph.d. forløbet. Det her er noget helt andet. Der fører man videnskaben videre, og det er det man bedømmer det på, når man bedømmer disputatsen. Der er således ikke tale om en uddannelse, og formelt har man ingen vejleder.

At bringe videnskaben et væsentligt skridt videre betyder, at man har "opfundet" noget, har vist noget nyt, markant nyt, noget der betyder noget. I vores fag er det noget, som betyder noget for patientbehandlingen, enten konkret eller potentielt.

Et af problemerne i bedømmelsesprocessen er, at det i den grad er op til dem der vurderer det, om de synes, at man har bragt videnskaben videre. Spørgsmålet kommer op engang imellem, om man skal lave Ph.d. eller disputats. Ph.d'en er god, fordi der er et sikkerhedsnet Dette betyder, at uanset resultaterne, dvs. uanset om du bringer videnskaben et skridt videre, så kan du opnå Ph.d. graden. Graden tildeles for den gennemførte uddannelse og ikke for forskningsresultaterne per se. Ph.d. graden er anerkendt i udlandet, hvor de typisk ikke forstår, hvad en disputats er.

Undertiden hører man råd om at droppe ph.d.'en og sadle om undervejs til en disputatsen i stedet for. Her går man dog pludselig fra at være der, hvor man bliver vurderet på indsatsen eller forløbet til at blive vurderet på forskningsresultaternes nyhedsværdi eller videnskabelige værdi. Man skal derfor være ret sikker på, at det holder vand, dvs. at man vil kunne opfylde bekendtgørelsens formulering om at have bragt videnskaben et væsentligt skridt videre. Desværre er der mange som mere eller mindre går i stå efter 3 års intens forskning, så hvis man sadler om undervejs fra Ph.d. til disputats, så risikerer man faktisk også, at det hele ikke bliver til noget. Vores holdning i CPO er derfor, at man færdiggør sin Ph.d. som planlagt. Hvis man herefter har tid og lyst, så fortsætter man mod disputatsen.

Den danske disputats er meget dansk. Hvis man f.eks. er i USA, og de spørger, så kan man ikke sige, at det er en Ph.d., for det er det jo ikke. Hvis man tager en disputats i Tyskland og Frankrig, så er der nogle helt andre væsentlig mindre krav. I Tyskland er de alle dr.med., fordi det er en del af deres afgangssystem, så de afrapporterer deres slutfag som en selvstændig forskningsopgave. Det svarer lidt til en kandidatopgave på medicinstudiet, og så hedder man dr.med. Hvis man så i Tyskland bagefter laver et væsentligt forskningsarbejde, af samme størrelsesorden som den danske dr.med., så hedder man dr.med., dr. med., (i daglig tale dr. dr.) og det skal man ikke kimse af, for det svarer til den danske dr.med. De svenske hedder ikke dr.med., men i stedet med.dr., og det svarer mere til ph.d. niveauet. Det er et 4-årigt forløb i Sverige, hvor man har typisk halvtids- eller heltidsforskning, og man afrapporterer i en afhandling, og der indgår typisk 3-4 artikler i det. I Korea har man ikke fri til at lave sin Ph.d. forskning, som må laves om aftenen og i weekenden. Enkelte universitetsafdelinger kan måske give en foskningsdag hver 14. dag, men som hovedregel foregår det i fritiden. Til gengæld indgå der typisk kun et eksperimentelt studie og et mindre klinisk studie. Disse to artikler eller rapporter afleveres, hvorefter man tildeles graden. I USA kører ph.d. systemet meget som et danske, hvor man er frikøbt til forskning i 3-4 år, og herefter forsvarer en afhandling, som inkluderer delarbejder. I en del stater i USA har man det, der hedder doctor of science, DSc, og det er det, som passer bedst til den danske disputats. Når man ser deres doctor of science afhandlinger, så er det en disputats med danske øjne. Doctor of Medical Science er imidlertid helt ukendt uden for Danmark. Lægeforeningen mener, at den danske doktorgrad skal oversættes med DMSc, men det giver en del problemer i udlandet at forklare, hvad dette er for en grad.

Opbygning af en B disputats

opbygning af B-disputats

- der indgår typisk 5-15 delstudier
- husk den røde tråd
- komme hele vejen rundt om emnet, så man fremstår som international absolut nummer ét på feltet
- den sammenfattende redegørelse ligner ph.d. afhandlingen (+future directions)
- ingen omfangskrav

Der er ikke nogen krav for, hvor mange delstudier, der skal indgå, for det handler om, at man har rykket videnskaben videre. Hvis I ser på Niels Bohrs disputats, så var det vist 14 siders skriv uden nogen delarbejder eller noget som helst, så så lidt kan det være, hvis det er absolut banebrydende. Alle os andre dødelige ligger mellem 5 og 15 delarbejder, afhængig af hvad det er. Det kan godt være usmart med for mange delarbejder, for så ligger man en stor arbejdsbelastning på bedømmerne, og det kan gøre, at de bliver irriterede. I stedet for mange små delstudier skal man nok hellere vælge nogle, der er gode, og så ligger man typisk på mellem 6 og 10 arbejder. Det er sjældent efterhånden, at man ser disputatser med 6 eller færre delarbejder. Det afhænger selvfølgelig af tyngden. Fire eller fem artikler i New England Journal of Medicine kan formentlig snildt udgøre en disputats. Det handler om, at der skal være en rød tråd igennem forløbet i afhandlingen, og man skal gerne komme hele vejen rundt om den videnskabelige problemstilling.

Det er endvidere vigtigt, at man skal stå internationalt som nr. 1. Man må gerne skrive disputats om et meget begrænset felt – det er helt ok, men så skal det også være nr. 1. Man skal altså være den bedste. Man skal eje emnet, tage ejerskab, og det er ikke bare en ekspeditionssag, man skal virkelig brænde for det og være den, der ved mest i hele verden om lige dette lille emne. Så er man disputatsmoden. Det er forskellen i forhold til ph.d. Den sammenfattende redegørelse, altså afhandlingen, ligner meget ph.d. afhandlingen, og så gør man lidt mere ud af future directions i disputatsen.

Der er ikke nogen omfangskrav til en disputats. Der er formelle omfangskrav til ph.d. afhandlingen på de 30 sider: Det kan man selvfølgelig godt flekse lidt med, men man kan ikke skrive en ph.d. afhandling på 100 sider. Det kan man på en disputats – her er omfanget ligegyldigt. Man kan skrive 5 sider eller man kan skrive 1.000 sider, der er ingen krav.

forskelle på ph.d. versus disputats

ph.d.
- vejleder-team
- 2-4 delstudier
- tager 3 år
- 45 min forelæsning
- forsvar max 3 timer
- bedømmere skal være ph.d. + ...

disputats
- ingen vejledere
- 5-15 delstudier
- tager typisk 10 år
- 30 min forelæsning
- forsvar max 6 timer
- bedømmere skal være professorer

Hvis vi lige skal trække forskellene op på ph.d. og disputats, så har man i ph.d. forløbet haft det formelle vejlederteam, en hovedvejleder, en projektvejleder og måske endda et par flere afhængig af, hvordan det er skruet sammen. Disputatserne har ingen vejleder. I praksis så har man selvfølgelig en vejleder, man har jo nogle medforfattere og typisk en gennemgående figur, som man sparer med undervejs, det er klart. Det vil typisk være på professorniveau, det er det klassiske, men det behøver det ikke at være. Ph.d.'en har ved Københavns Universitet et formelt minimumskrav på 2 delstudier i artikelform. Det ses dog nærmest aldrig. Det er typisk 3 eller 4 delstudier, der indgår i en ph.d. Disputatsen indeholder klassisk 5 – 15 artikler afhængig af tyngden af de enkelte arbejder. Ph.d.'en er skemalagt til 3 år, hvorimod disputatsen typisk tager 10 år, men det kan også variere. Ved ph.d.'en har man en skemalagt 45 min. forelæsning, som indgår i bedømmelsen. I disputatsen må man max. tale 30 min., og det indgår ikke i bedømmelsen. Det er frivilligt, om man vil udnytte sin ret til at holde en forelæsning på max. 30 min. Alle gør det dog, fordi det ligesom er starten på forsvaret. Det sæter scenen, og så har man noget at diskutere ud fra bagefter.

Der er også forskel på længden af forsvarshandlingen. Ved en Ph.d. er den maksimale varighed 3 timer, hvor det er 6 timer for en disputats. Bedømmerne for disputatsen skal alle være professorer. Der er en formand, som skal være ansat ved KU, og de to bedømmere kan komme fra Danmark eller udlandet. Bedømmelsesudvalget ved en Ph.d. består af en formand, som skal være ansat ved KU, dvs. en lektor eller en professor. De to bedømmere må derimod ikke være ansat ved KU. Den ene skal komme fra et andet fakultet i Danmark, og den anden skal være fra udlandet. De tre personer i Ph.d. udvalget skal alle have en Ph.d. grad eller disputats, men der er ingen krav til, at skal være professor.

Man må gerne inddrage noget af det delarbejde, man har brugt i en ph.d. i sin disputats. Den formelle regel hedder, at hvis du har lavet en ph.d. med 4 artikler indenfor et emneområde og bagefter forsker videre i området og laver en disputats med måske yderligere 8 artikler. Så er det sådan, at de yderligere 8 artikler i sig selv skal have bragt videnskaben et væsentligt skridt videre. Dette er under opblødning vil jeg sige, sådan at hvis vi ser år tilbage, så var der striske krav om, at der var en lodret mur imellem ph.d. og disputats uden nogen form for sammenblanding af indholdet overhovedet. Nu ser man efterhånden flere og flere disputatser, hvor der indgår nogle af studierne eller sågar alle studierne fra ph.d.'en også. Igen skal man blot holde sig for øje, at de nye studier efter ph.d.'en i sig selv skal have tyngde nok til at være en disputats. I nogle tilfælde tillægger man alligevel noget værdi til ph.d. studierne, og det er faktisk ok.

www.ingramcontent.com/pod-product-compliance
Lightning Source LLC
Chambersburg PA
CBHW051907170526
45168CB00001B/279